感悟

人体X形平衡法

宣宾 著

湖南科学技术出版社

U0247909

🍃 前言

　　恩师周尔晋先生是《人体 × 形平衡法》《人体药库学》《火柴棒医生手记》《捏捏小手百病消》等畅销书的作者；是近代民间中医的传奇人物；是因病自学而成为大医的典范。

　　恩师周尔晋先生通过数十年和数万人次的临床经验总结出来的"人体 × 形平衡法""高低医疗学""人体药库学"等宝贵理论和方法，查文献，自古未有，看今朝，益人无数！

　　恩师周尔晋先生，因病而学医，深知生病之苦，学医之难。为民众免遭疾病之苦，为医者多掌握治病之法，慈悲心切，不仅一生从不收费不收礼地义务治病，还无私无偿无保守地将自己毕生的宝贵经验奉献给全社会。以此大德大愿大行，曾被世人誉为"济世活佛"！

　　我与恩师结缘于二十世纪九十年代，因本人素喜武术、气功锻炼，对人体经络穴位比较感兴趣，时不时也会用点穴按摩帮人调理，但始终不得要领。有一天，不经意间浏览《新安晚报》，看到恩师周尔晋先生图文并茂的自我压穴的治疗方法，感到很是新奇，依之临床验证，效果立竿见影，为此震撼不已。遂对恩师之法逐渐痴迷，并把报纸文章剪下整理保存，细细揣摩。后来《新安晚报》把恩师文章结集出版，我一下买了三本，随身一本，保存一本，办公室一本。业余时间全部用在学习验证恩师技法上，曾有两年半时间，除了春节几天没帮人按摩外，几乎天天为病人调理。遇到难题，就写信给恩师，恩师总是及时回复，细心指导，几年下来，在恩师持续的指导、解惑、支持鼓励下，水平有了很大提高。后来又跟随恩师在全国各地开交流会，眼界逐步开阔，对恩师的人体 × 形平衡法有了更进一步的认识。

　　我也曾随其他名师学习，针灸、推拿、点穴、正骨等均有所涉猎，临床应用也多有良效。但以家庭保健来说，我个人认为最方便、最简单、最实用、最省钱、最有效、最易复制、最适合家庭保健的，莫过于恩师周尔晋先生的人体 × 形平衡法。且不说家庭常见的头痛、发热、感冒、颈肩腰腿痛等，可应手取效。数年的沉疴旧疾，疑难杂病怪病因其疗法而治愈的，也不乏其人。

经过二十年来的不断学习、求证、探索，对恩师的人体×形平衡法有了一些自己的经验和心得！今应缘出版，愿更多人受益。因个人的所知所学难免有限，推荐大家在阅读此书时，精读恩师的《人体×形平衡法》《火柴棒医生手记》《人体药库学》等，大胆试用之，定和我当年一样，会收获意想不到的效果。

本书在结构编排上，分为基础篇（第一章、第二章），包括取穴方法、技巧、口诀、常用特效穴位等；应用篇（第三章、第四章），主要内容为临床调理一些疾病的具体经验，所录疾病范围是曾治过并有效的，未亲自治过的病种，不敢妄言，以免害人身命，故均未录入。案例分享因为篇幅所限，未录入。推荐阅读韩帅帅将案例汇总整理的《周尔晋人体×形平衡法分享录＆重正堂家庭保健分享录》，以及微信平台"重正堂"发布的案例文章，有分享文字、分享截图、穴位配图等。阅本书，晓理；读案例，明事。理事合参，相得益彰！

本书在整理时，得恩师周尔晋先生继承人周淳先生的关照和支持，在此深表感谢。

宣宾（彭贵华）

🌀 目录

第一章 浅释 × 形口诀

读古今方书，讲述一方一法一技一术能治什么病或怎么治病者居多，很少有资料详解为什么能治病，我于此亦是日用而不敢言知，据说内证高人可以清晰明见之。

对于这个问题，《内经》言："经络者，所以能决死生、处百病、调虚实。"中医及现代科学研究认为穴位有双向调节作用。

恩师周尔晋先生认为人体自有大药，人身自有药库，认为人体有普通平衡力和神奇平衡力。

普通平衡力的特点：一是其性普通，即人人皆有，强弱程度不同，体质佳者平衡力强，体质弱者，平衡力弱；二是自发性，不以意志为转移，自动地自发地常年工作，在不知不觉中进行；三是缓慢性与效微性，故有病来如山倒，病去如抽丝之说。如患感冒之类病，不用治疗，亦可自行痊愈，不过有的半个月痊愈，有的一个月才好。恩师认为，人若要健康，就要努力增强自身的普通平衡力，使之对于各类病产生抵抗力与平衡力。

所谓神奇平衡力，乃是名医采取手段而自觉地调动人体最大限度的平衡力，而迅速治好疾病的平衡力。特点一是神，人体的力量本是有限的，但挖掘潜力的程度乃是无限的，在生命攸关时刻，人体常有超水平的爆发力，医者可以通过穴位来调动它以治病。以相克理论，万物均有克星，只要找到其克星，便可以治该病。高明的医生用穴少而精，甚至是一穴定乾坤，因为抓住克星，便会产生神力、神效、妙手回春。二是奇，要出奇兵，出奇招，以奇制胜，要创出奇迹。奇在出乎你的想象之外，奇在可以意会而不可以言传。

大家若有兴趣，推荐详读恩师著作《人体 × 形平衡法》《火柴棒医生手记》《人体药库学》等。

取穴口诀

上部有病下部平，下部有病上部平，

左部有病右部平，右部有病左部平，

四边有病中间平，中间有病四边平，

找出低沉高升点，平衡神力诸疾平。

　　恩师在临床应用上，有诸多前病后取，后病前取，阴病阳治，阳病阴治案例，只是在编写口诀时未曾编入。另恩师为新闻工作者，文采斐然，余不能及，师其意而简编口诀如下：

上病下治，下病上治，

左病右治，右病左治，

前病后治，后病前治，

阴病阳治，阳病阴治，

中间有病四边治，四边有病中间治。

　　上病下治者，大家都知道的典型，莫过于头病医脚了，如偏头痛按足临泣。非仅限于此也，全身都可以如此取，如肩臂手之疾亦可在臀腿脚相应部位上取穴也。再者，可在病患部位的下方取穴，如肘关节痛，可以取同侧膝关节附近痛点，是上病下治，亦可取肘关节下方穴位，亦是上病下治。

　　下病上治者，反之。

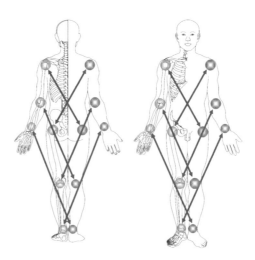

上病下治，下病上治

　　上边有病下边治，下边有病上边治。把每个肢体都看成一个人，在上下找相应的痛点按揉。每个肢体局部也适合上病下治，下病上治，如小腿黑点部位，其他类推。在上下取穴中，百会与会阴及足底相对应；头与大趾及大拇指相对应。

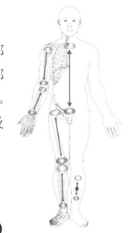

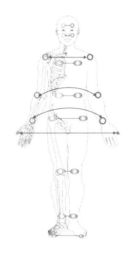

左病右治，右病左治（一）

　　身体左边有病，在右边的相应部位找压痛点按揉，右边有病，在左边的相应部位找压痛点按揉。这是身体正面图，背面取穴原理相同。

左病右治，右病左治（二）

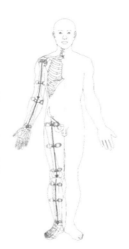

　　四肢部位同样适合左病右治，右病左治，取穴方法也是在相应部位找压痛点按揉。

　　左病右治者，亦适用于全身，如左肘关节之病，可在右肘关节相应部位处取穴。左边头痛可在右侧头部相应部位处取穴。

　　右病左治者，反之。

前后对应图

　　身体的前面有病，在身体的后面对应部位找压痛点按揉，身体的后面有病，在身体的前面对应部位找压痛点按揉。

　　前病后治者，亦适用于全身，如前头痛，可以在后头部相应部位取穴。腹部疾病，可以在后背相应部位处取穴。再如肘关节痛，前面痛，可以在肘关节后面取穴。

后病前治者，反之。

四边有病中间治者，亦适用于全身，如四肢疾患，可在躯干治疗。整个胳膊痛，可在胳膊正中间取穴治疗。

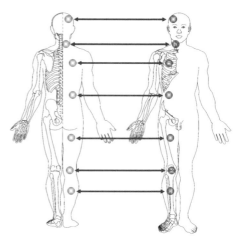

中间有病四边治者，亦适用于全身，如肘关节之疾，可以在肘关节四边取穴。耳病，在耳朵四边取穴。胃肠疾病，恩师以此理论在手上胃肠点、腿上足三里附近取穴，效果奇佳。此四边包含上下左右四个点，但并非仅仅是指这四个点，其四边之意是指在病患部位的周围取穴也，此穴大可全身，小可紧邻病患部位。

阴病阳治者，亦适用于全身，经络分阴经和阳经，阴经上的病，可在阳经相应部位上取穴。脏为阴，腑为阳，肺脏有病，可以治疗其腑大肠。前为阴，后为阳，阴面的病，可以在阳面治疗。疾病以寒热来分，亦可纳入阴阳，阴寒之病，阳热以治，如风寒感冒，点按或艾灸人体属阳的穴位百会、大椎、曲池、外关、冲阳等。

阳病阴治者，反之。

上下左右亦可组合，如左上肘关节之疾，在右下膝关节附近取穴，左肩疾病在右臀部取穴，左手受伤在右脚取穴等。四肢伸开，如此取穴，若画线连接起来，是一大大"×"也，故恩师形象地称其为 × 形，亦因恩师平衡理论，故称其为人体 × 形平衡法也。

上下左右前后亦可组合，如左臀部疾病，以上下左右可在右肩后相应部位取穴，加前后则可在右肩前取穴。

交叉对应（一）

举起双手，张开腿。左手与右腿，右手与左腿，形成 × 形对应。例如左肘部有病，在右膝部找压痛点按揉，右膝部有病，在左肘部找压痛点按揉。

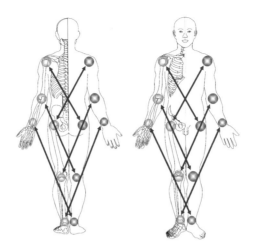

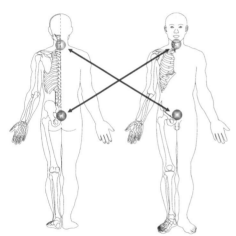

交叉对应（二）

实际上是前后上下的立体交叉对应。大椎对应横骨，尾椎对应天突。

交叉对应（三）

左病右治、右病左治、上病下治、下病上治以其取穴路线，恩师称其为半×形。

中间有病四边治，四边有病中间治，以其取穴路线，恩师称其为小×形。

上下左右组合取穴，以其取穴

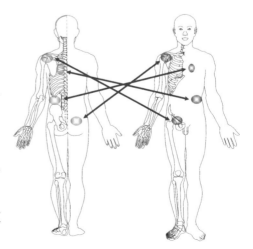

路线，恩师称其为大×形。

上下左右前后组合取穴，以其取穴路线，恩师称其为立体×形。

恩师曾言小×形半×形，临床效果一般不如大×形，余验之临床二十有年，亦有同感。恩师言谈相对严谨，言一般，未说绝对如此，临床效果亦如是，大家不可错会也。

《取穴方法》

真传一句话，假传万卷书。根据疾病具体情况，以取穴口诀在相应部位处压痛取穴。切记切记，恩师一再提醒，所谓压痛取穴即是取高升点。什么是高升点？不压不痛，一压特痛！不是随便找个压痛点就可以的，不要找痛点或更痛点，要找特痛点。

《按压方法》

找到特痛点后，可以直接点按，以能耐受为度。

找到特痛点后，若随呼吸，缓慢逐渐加力，基本无痛或微痛。

找到特痛点后，以大拇指顺时针逆时针交替按揉，基本无痛或微痛。

找到特痛点后，贴膏药、刮痧、拔罐、艾灸、针刺等，效果亦佳。

一般每穴点按或按揉配的穴位少的，按 8～10 分钟，配的穴位多的，每穴 2～3 分钟，一天 1～2 次。每天坚持，直到疾病痊愈后，再巩固按摩一段时间。

《按压技巧》

按压穴位时，边按边活动患处，若是内脏疾患，不便活动，可边按边深呼吸或者轻拍患处。

附一：×形平衡法实操浅释

一、×形平衡法口诀

×形平衡法是恩师周尔晋先生创立的治疗学说。有个口诀：左部有病右部平，右部有病左部平，上部有病下部平，下部有病上部平，中间有病四边平，四边有病中间平。我理解的还有前面有病后面平，后面有病前面平。即上病下治，下病上治，左病右治，右病左治，中间病四边治，四边病中间治，前病后治，后病前治。也就是上下左右中前后七妙法门。实际上就是找疾病相对应的治疗点，即高升点。所有内容都可以理解为对应。

1.左部有病右部平，右部有病左部平，即左病右治，右病左治。

在躯干部分分左右，在肢体部分也分左右，在相应部位找痛点。比如躯干上的左边中府穴附近痛，可以在右侧的中府穴附近找痛点按压。比如左手臂的问题，可以找右手臂，手臂又可以作为一个整体分左右，比如手臂上的尺泽穴痛，可以在同一个手臂的少海穴附近找痛点，依此类推，全身无处不可分左右。

2.上部有病下部平，下部有病上部平，也就是上面有病下面治，下面有病上面治，所谓头疼医脚是也。

如果把每段都看成一个人，整个手臂，整条腿也看成一个人。这也是上病下治，躯体正中当然也可以这样治。这是简单的上病下治。手指对应相应的脚趾，手指缝对应相应的脚趾缝。

还有一种对应关系，比如尺泽部位把尺泽看成上部，可对应人体及每个肢体的上部，这个是顺对应。

逆对应是把整个手臂，整条腿都看成一个人，那么尺泽则可对应人体及每个肢体的下部。所以尺泽部位痛点可对应全身。比如肩痛是在上部，可在每个肢体的上部找痛点按压，哪个最痛取哪个；比如胃痛在人体的中部，可在每个肢体的中部找痛点按压。

还有一种也是上病下治，下病上治。在痛点的上或下找痛点按揉或在痛点的上下同时按压，比如尺泽穴痛，可在尺泽穴的上方或下方找痛点按压，这适用于身体任何部位，都可采用这种方法，全身无处不上下。

3. 交叉对应：内侧对内侧，外侧对外侧，这个应该好理解吧，比如左手找右脚，右手找左脚，手背找脚背，手心找足心，全身皆可依此类推。躯体立体交叉对应，稍难一点，内侧对侧还有加上交叉，比如左后臀部找右前中府云门穴附近，比如尾骨疼，揉哪里，在天突这个部位找痛点按压。全身皆可依此类推。

4. 特殊对应：恩师的书上有几个特殊的对应部位，大家要记住，比较特殊的对应法。第一个特殊的对应法，要记住我们的大指头，手的大拇指和脚的大趾头，跟我们的头是对应的，在治疗头部疾病时，为什么在大脚趾头上面去找痛点，因为大脚趾头跟我们的头是对应的，所以我们治脑部不好的毛病的时候，大脚趾头就是个重点。还有个和头对应的是脚后跟，在治头部疾病的时候，会用到脚后跟，这个很重要。那么第二种特殊的对应，百会跟我们的肛门是对应的，我们的嘴唇和肛门也是对应的，一个进口，一个出口，要有痔疮的话，咬自己的嘴唇就能咬好。还有一种对应是尾骨跟我们的鼻子是对应的，我们身上有两块骨头是突出来的，一个是鼻子的骨头是突出来的，尾骨也是突出来的，两个正好在一条交叉线上面，所有鼻子上面的病找尾骨边的痛点，就可以把鼻子上面的病治好。如果有鼻炎的话，把尾骨边的痛点揉开了，鼻子就通气了。如果尾骨疼痛，就找少海附近的痛点，少海这个部位跟尾骨也是对应的，大椎跟尾骨是对应的，就是下病上治；如果揉前面天突这个地方的痛点，称为交叉治。所以，一个地方病变，可以找到很多的对应点，那有这么多的对应点，能不好吗，肯定能好，这是一种。还有一种特殊对应是肩膀，肩膀特殊的对应点在脚的第4、第5趾趾缝。如果肩膀有问题，一定要把这个第4、第5趾趾缝痛点处理开。第4、第5趾趾缝比较特殊，它跟我们的腹部是对应的，腹泻拉肚子了，第4、第5趾趾缝就是一个特殊处理点，它还跟我们的眼睛和耳朵是对应的，跟我们的尿道是对应的，所以这个点非常非常重要，它是胆经巡行的部位，是少阳部位，手上的环指（无名指）、小拇指指缝属少阳三焦，生发之气在少阳，所以小指缝，没事经常推一推，管这么多，肯定很重要，这是特殊的对应点。那么还有特殊的对应点，我们的颈椎病，颈椎的特殊对应点是脚后跟的大筋，就是脚后跟翘起来的那根筋，跟我们的颈椎是对应的，第3、第4、第5趾趾缝跟颈椎也是对应的，这是比较特殊的。恩师的 × 形平衡法口诀，如果这么去理解，就不难了，把这个口诀完全理解透，那么取穴就很简单了。像我们前面说的那几个特殊的、经常用的也是我的经验取穴要点，加上恩师的取穴，如果会辨证的话，知道什么病是肝病、心病、脾病等，这样结合起来就更简单了。患者一过来，就知道是什么病，该怎么调，其实到最后的时候，只要一看患者的手，就知道身上哪些地方是堵的，把堵的地方捋开了就行了。其实我讲的这些部位当中，有很多都是特别厉害的穴位，把我讲的这些部位都捋开就可以了。要是能把小腿内侧的痛点，都把它捋没有了，那你的身体就可以了；能把尺泽这个部位压得不痛了，那你的身体肯定跟以前不一样，就这么简单。

这些部位都可以找痛点按压，记住找最痛的点，方便按压的点。然后和尺泽配合按压。

同时按压，效果更好。自己实践最重要，找到最痛点效果更好，找到最痛点可不要往死里压，不要跟别人有仇似的。特别是老人，小孩，下次见了您，躲您。可在痛点上正反揉200下左右，然后贴上活血止痛膏，当然能忍的就压。

5.中间有病四边平：最简单的说法就是，腰有问题，咱们压尺泽和委中，中间有病在四肢上面找痛点，找到痛点就可以，还一种理解方法，也就是说，中间有病四边治的，就是在痛点的四周去按压它就可以，比如肘关节疼痛，在这个痛点的四周，捏几把，一捏开，就可以了。那么膝关节疼痛是一样的，在膝盖附近是血海、梁丘、阳陵泉、阴陵泉，把这四个地方一揉开，膝关节不舒服的一次就缓解了，那天天这么揉它，膝关节会不好吗？我觉得这个好理解。有些人皮下长个小脂肪瘤，这样的人很多吧，就在脂肪瘤的四周去揉开，这个脂肪瘤，慢慢地就没有了，这是局部的。如果整个皮肤长的都是脂肪瘤，用这种方法，那要找多少痛点？要知道是什么原因造成的，去调肝脏，调内脏就可以了，这是局部的一种方法，这个是中间有病四边治。那么中间有病四边治，对于内脏疾病的治疗，首先要想到我们所有的内脏，是不是在我们这个体腔之内？如果说一个内脏出了问题，我们在体腔的外围是否能找到痛点呢？肯定能找到，比如说，心脏有问题，我们在后背，是不是能在对应心脏的部位找到痛点；在体前侧，是不是可以找到痛点；这个痛点的四周，是不是可以找到痛点？肯定能找到，那么心脏这里有问题，中间有病四边治，我们可以在后背的肋骨缝、前边的肋骨缝、侧面的肋骨缝，包括我们这个膻中穴这一块，都可以找到痛点，用手去把这些痛点揉开，或者是用按摩棒把它疏通开，都可以。我们内脏所有的问题，都可以用这种方法，把所有肋骨缝上面的痛点都弄没有了，那么你内脏上面的问题，就不会有了，就这么简单，这就叫中间有病四边治。有些人胃痛，为什么在后背跟胃对应的地方，揉一揉就不痛了，我们也可以把它理解为前病后治。

所以，恩师的这个口诀，要是用到灵活的时候，全身无穴，全身是穴，关键是要找到这个最痛的点，而且要用到比较顺手，比较方便，这个是治内脏疾病非常有效的一种方法，就是围绕这个内脏的四周，把身上的痛点都揉开就好了，这个叫中间有病四边治，这个是整体的、内脏的、局部的三种方法，局部的中间有病四边治，整体的中间有病四边治，加上内脏疾病的中间有病四边治，这个方法很重要很重要。有些人晚上睡不着觉，为什么拍日月、期门调肝？日月、期门在肝的前面，在后背这个肋骨缝，可以把痛点揉开，肝的部位，肋骨缝的上面有一个痞根穴，这个地方还有个叫阳纲穴，把这些痛点都揉开了，就好了，这也叫前病后治，后病前治吧。

四边有病中间治，有几个部位大家要注意，第一个部位是百会穴，它是治百病的一个穴位，它在头顶部位，有些人不会取，就可以用手掌在这块揉，百会穴不要重压，要轻，轻轻揉它就行。第二个是膻中穴，它也是治整体的，这个部位非常重要。膻中调一身气机。然后接着往下，就是肚脐，肚脐这个部位，我们用得比较多，按压效果也非常好，但是很多人坚持不下来，让他灸肚脐，灸一次两小时，坚持不了，那怎么办呢？那就没办法了，很多人希望把自己交给别人，你就是愿意给他做，让他一次躺两个小时也不干，让他打牌打两小时，熬夜都精神抖擞，那有什么办法，很多人都这样，灸肚脐，特别是容易出现中风的、气血比较虚的老年人很适合。现在得病的人低龄化，很多人年纪轻轻身体就不行了，那么灸肚脐就非常关键，灸一个肚脐，足三里，都是四肢有病中间治的部位。另外，脐旁肓俞，按压脐旁动脉法，可以补充身体的阳气，驱散寒湿，治疗阳虚气馁、寒湿血瘀等引起的风寒湿关节痛、腰痛、腰腿痛、下肢怕冷。按压松开时会有热流到背、下肢。

前面还有一个横骨，为耻骨，这个部位非常重要，做艾灸的时候能用到它，如果不做艾灸，自己躺在被窝里用自己的手去摸这个横骨，这个地方是比较私密的部位，上面有很多筋，用手摸这个地方，如果摸到这个筋比较痛的，就要把这个痛点给它揉开。如果艾灸这个部位，用三孔艾灸盒灸的话，它的热量可以传到后背，传到脚，可以传到颈椎、肩膀，所以这个部位是治全身毛病，功能非常强大，这可是我今年运用较多的部位。做好了，会有热气透背，贯通下肢，所以这个部位很重要。

后背臀部有一个八髎穴，八髎是上髎、次髎、中髎、下髎，统称八髎，这个部位也是交通上下的，可以治全身的毛病，最厉害的是调男科女科。如果做艾灸的话，一般是用孔比较多一点的灸盒，四孔六孔五孔都可以，灸后，热气只要到脚、腹部和胃里面，就算灸通了，这个功能也是非常强大的，特别是调妇科毛病。有些妇女得妇科疾病，小肚子冰凉，手脚冰凉，如果她能把肚子调热，就不会有妇科病，灸她的八髎，热气只要传到她的腹部，透过来了，腹部是热的，基本上就差不多了，如果再做个保健，每个月做一次或两次就可以了，有些人手脚冰凉，做两次、三次手脚就热了，所以这个部位也是调全身的。再一个调全身部位的就是涌泉，涌泉这个部位，是非常重要的一个部位，也是四肢有病中间治的重要部位，当然还有一些部位是我们经常用的，同时也是很重要。

不要小看这几个部位。如果你用没效果，请反思。比如肚脐，有几人一次按压超20分钟的？所以，我们按穴位一定要记住，一个穴位的打开，只要两天三天的时间，两次三次就可以了。那怎么打开呢，就是点到这个穴位上，左揉一百，右揉一百，三天左右的时间这个穴位就打开了。

恩师对应的口诀，在理解上，要注意这个痛点即高升点，治一个部位的病，可以找七八个，甚至十个跟它对应的点，那么怎么样找到那个最痛的点，找到最好的点，就是关键了。

从以上内容可以看出，×形平衡法就是在病位的上下左右前后中找压痛最明显的高升点进行治疗。大家可把经验拿出来分享，这样可以相互鼓励、借鉴，共同进步。

二、平衡线对应取穴法

在×形平衡法里，一种对应很常用，这就是平衡线对应取穴法。比如心脏有病变，拉一条平衡线到手臂，在手臂那找痛点，再在和手臂相对应点的腿部找一个对应点。这样，就是中间有病在手脚四边来取穴。

如在期门穴那有痛点，就说明肝有问题。取穴即从期门拉水平线到手臂。高升点(痛点)会在手臂上，按着×形平衡法，在大腿对应位置也可找到痛点。

这种对应配合压尺泽和耳穴相应部位效果会更稳定。

三、中间有病四边平的具体运用

所谓中间有病，是指躯体和身体任何一部位中点有病。躯体有病通常泛指脏腑疾病。

（一）脏腑部分

1. 心、肺、胃：如果治疗心、肺、胃的毛病，一般运用四肢的穴位加耳穴相应部位更好。通用尺泽加鱼际加耳穴，加心、肺、胃的辨证穴。

如心脏部位：尺泽，鱼际加耳穴心。这是基础治疗穴。心与小肠表里，可取小肠合穴小海穴或小肠募穴关元；心与胆别通，可拨胆经合穴阳陵泉或胆募穴日月，也可在胆经找痛点或瘀络刺血；也可取同名经少阴肾经痛点或心包募穴膻中。心有邪，其气留于两肘，可在肘部见瘀络刺血。

如肺部位：尺泽，太渊加耳穴肺。肺与大肠表里，可取大肠合穴曲池或大肠募天枢；肺与膀胱别通，可取膀胱经合穴委中或金门穴；也可取同名经太阴脾经阴陵泉或脾募章门。肺有邪，其气留于两肘，可在肘部拍打。

如胃部：尺泽，太渊加耳穴胃。脾与胃表里，可取脾合穴阴陵泉或脾募章门。胃与心包经别通，可取曲泽或曲泽穴下痛点；也可取同名经手阳明大肠经曲池或曲池下痛点或大肠募天枢。

2. 肝脾肾胆大小肠：尺泽，手部腰腿点加耳穴相应部位为通治方法。具体的可按表里，别通，同名，八虚部位和相应募穴来确定治疗穴位。不一一叙述。

3. 胸腹部：尺泽加手脚胸腹穴。

（二）身体任何一部位中点有病

比如肘膝有病可在痛点四周找痛点按揉。其他任一部位痛，如手臂的尺泽穴是疼痛部位，可在痛点四周找痛点按揉。

1.耳朵：在耳朵四周找痛点按揉；肾开窍于耳，在肾经找痛点按揉；所有带孔的出问题都可加孔最；肾与三焦通，中渚可压。

2.鼻子：在鼻子四周找痛点按揉；肺开窍于鼻，孔最按揉；肺与膀胱通，金门可按揉。

3.眼睛：在眼睛四周找痛点按揉；肝开窍于眼，肝经五里穴附近找痛点；久视伤血劳于心，心经通里穴；腋窝，肝邪留于腋窝。

4.嘴巴：脾开窍于口，其华在唇，口疮或手足口病就是脾不好了，在口四周找痛点按揉；灸肚脐补脾；按脾募章门，沟通肝脾，疏肝健脾；肺脾同名经孔最可按；脾与小肠别通，小海穴按揉。

四、阴阳之妙用

在治疗疾病过程中，有从阴引阳，从阳引阴之说。有一次我的肩胛部位有些痛，运用一些方法不能很好止痛，我考虑后为阳，前为阴，能不能从阴引阳来治疗呢？我试着在胸前与肩胛对应的部位找到一压之特痛点，试着压此痛点，活动了一下肩胛，令我惊奇的是竟然点到痛止。后来我又接连治了好几例肩胛部位疼痛的患者，病程短的压一两次就好，病程长的也就压了四五次，而且患者自己也可以压，非常方便。我将治疗方法公布在网上，患者反馈效果很好。也许有人说这个方法太简单了，但你不能忽视它。以后我碰到一些胸闷、胃疼、腹痛等胸腹疾病的患者，就有意在其背部对应的部位找压痛点。找准了压痛点，效果就不言自明了。其实人体五脏六腑相对应的俞穴、募穴都集中在胸背部，人体胸腹内部所产生的病变，都可以在脊背部，胸腹部找到其相应的压痛点，这个点也是最直接的治疗点。如果加压尺泽穴效果会更好。配合相应的耳穴、全息穴和×形高升点，会创造一个更佳的治疗组合。

在人体的头颈部，四肢部位同样也可运用这种方法。

附二：本书中穴位尺寸的定位方法

利用自己的手指来量尺寸的方法，自己的手指的长度，只适合自己的身体。

1.中指同身寸：中指屈指时中节桡侧两端纹头之间的距离为1寸，但是这个测量方法会比骨度分寸稍长。

2.拇指同身寸：拇指指骨间关节之间的宽度为1寸。

3.横指同身寸：第2～5指并拢时指骨关节横纹水平的4指宽度为3寸。

4.本文所说穴位均不在标准穴位定位位置，而是在标准定位的穴位上下左右1.5寸范围内找痛点。

第二章　常用特效部位和技法

一、尺泽

尺泽穴，该穴为手太阴肺经所入之合穴，五输穴性属水。该穴主治众多，应用极广，尤其对痛症疗效非凡，可治全身疾病，是个功效非凡的穴位。

《取穴要点》

在肘横纹上最外侧的下1寸左右，压痛取穴，按压时向外侧大筋挤压，指下可摸到结节，以胀痛为准。或伸臂握拳拳眼朝上，取肘部最高处。凡人体不适，按压此处皆有胀痛感。按压后，患处往往有发热感。

《手法操作》

按压5～8分钟，或视青筋刺血。按压时嘱患者活动患处，如病在体内，深呼吸或轻拍患处。

《临床主治》

整条腿外侧痛、坐骨神经痛、腹痛、痛经、肩颈背痛、胆结石痛、肾结石痛、腰痛、各类扭伤痛、抽筋、咳嗽、气喘、咯血、咽喉肿痛、胸部胀满、支气管哮喘、呕吐泄泻、潮热、舌干、小儿惊风、乳痛。点刺放血可治咽喉炎、上肢痛、肩臂不举、哮喘、心脏病、心肌梗死（凡心脏之疾尺泽穴处多有青筋出现）、脑梗死、手腕痛、急性扁桃体炎等。

《常用配穴》

在运用尺泽穴时，如果能灵活运用耳穴相应部位和体穴等，效果会更加突出，疗效也更加巩固持久。如肩痛加足部肩的反应点，腰痛加全息腰或腰腿点等，有立即止痛或缓解疼痛之效。鱼际、内关、尺泽为止喘特效组方，长期按压有根治哮喘的案例。尺泽与委中点刺放血可以治疗手足干裂。

当然穴位也是有阴阳相配的，曲池下1.5寸左右有个痛点，与尺泽有异曲同工之妙，在治疗中看哪个压痛最明显就用哪个。这个部位正好在大肠经上，手三里上一点，与肺表里，按压几乎没有不痛的。

运用尺泽穴缘于我的一次治疗。一天，我的一位亲戚因受凉造成右腿疼痛，打电话问我能否治疗。因他在外地已治了十几天，毫无效果。到我家时，因腿痛行走困难，要人搀扶，他说整条腿外侧都疼。医生说是坐骨神经痛。经检查，我发现其外侧主要是胆经循行区域痛。根据恩师周尔晋先生的人体×形平衡法，应在左臂找高升点，把整条腿考虑进去运用，其高升点应在左臂中段。经仔细寻找，只有尺泽穴部位压之特痛，我就压尺泽，并嘱其活动右腿，几分钟后，患者说腿不痛了。我让其走几步看看，已无大碍。第二天早晨虽不痛了，又压了一次巩固疗效。可说是一次治愈。

这次治疗对我来说意义非比寻常，我开始思考疾病治疗的思路问题。后来，我碰到肩颈背痛、腰痛、肾结石痛、腹痛、胃疼等痛症患者，有意地去压尺泽穴，都收到了非常好的效果。我发现，凡痛症，尺泽穴压上都痛。其他疾病也一样，尤其中风偏瘫的和那些慢性、陈年难治的患者，尺泽穴压上就痛苦异常，这印证了恩师周尔晋先生说的高升点特性：不压不痛，一压特痛。

在治疗过程中，根据恩师周尔晋先生倡导的取穴少而精原则，我采用尺泽穴配各相应部位高升点或其他穴位，一次仅取2～3穴，却能收到惊人的效果。如腰痛，尺泽穴配腰腿点或全息腰。肩痛，尺泽穴配足部肩高升点。如果要让它好得更彻底，再配合耳穴的相应部位。

为什么尺泽穴会有如此效果呢？

百病无非气血之病。尺泽乃肺经之穴，肺主气，尺泽为肺经合穴（水穴），合主气逆（合治内腑）又在心经之侧，心主血，兼具活血之妙，治风先活血，治多种气闭、耳鸣、耳聋也很有效。

具体说来，尺泽为金之水穴，能治本经火热病如扁桃体炎、咽喉炎；金水同源，合水与肾水五行相应，又能治尿意频数等肾脏之疾；由于金能克木，水能润木，木主筋，所以是理筋要穴；而通过与复溜（水之金穴）并用又能达到金水相通之效而治慢性支气管炎、支气管哮喘等病。从恩师周尔晋先生的人体×形平衡法来说呢，可以这样来考虑，人体有"三弯"，即肘弯、腿弯、腰弯，此"三弯"乃人体气血经络之要塞，最易发生气血瘀阻。尺泽穴位于肘弯之侧，所以对"三弯"附近的疾病皆可治疗（我们可以顺此思路，思考曲池、委中、阴陵泉、少海等三弯附近穴位的主治功能，更加灵活地运用）。从全息顺对应来看，尺泽穴可治头、肩、颈、背、胸、膝部疾病；从全息逆对应来看，尺泽可治腰腹部、手腕、足踝部疾病。如果再从肺与大肠相表里，肺与膀胱别通，手足同名经相通，五行生克等方面来考虑，则治疗的范围更加广泛。

由此，我们有理由说：尺泽可调理全身疾病。

但凡人体不适，按压此处皆有胀痛感。其实几乎每个人按压此处都会有胀痛感。

恩师的人体×形平衡法的精髓之一就是找高升点，不压不痛，压之特痛是也。

已验证治疗的疾病：

1. 整条腿外侧痛。

2. 坐骨神经痛。

3. 腹痛、痛经。

4. 肩颈背痛。

5. 胆结石、肾结石痛、腰痛、腰椎增生。

6. 各类扭伤（有加强疗效作用）。

7. 抽筋。

8. 肺经主治：肺部疾患、咳嗽、气喘、咯血、咽喉肿痛，胸部胀满、胃部不适，支气管哮喘、呕吐泄泻（取效很快）、潮热、舌干、小儿惊风、乳痛。

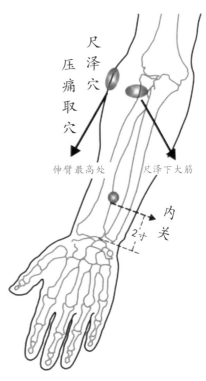

9. 点刺放血可治咽喉炎，所有上肢痛、肩臂不举、定喘、心脏病、冠状动脉粥样硬化、心肌梗死（凡心脏之疾尺泽穴处多有青筋出现）、脑梗死、手腕痛、急性扁桃体炎。

10. 止喘特效方：鱼际、内关、尺泽（可根治）。

11. 手足干裂出血：尺泽、委中点刺出血。

12. 久治不愈的身痒病，睡眠不好、高血压、抑郁、呼吸系统疾病、肝火旺盛和心肾不交的病全找尺泽穴。

随症加减：在运用尺泽穴时，如果能灵活运用耳穴相应部位，反应点和体穴等，效果会更加突出，疗效也更加巩固持久。如肩痛加足部肩的反应点，腰痛加全息腰或腰腿点等。一般都是尺泽部位与另一高升点或耳穴对应点同压。

按压时嘱患者活动患处，如病在体内，就深呼吸或轻拍患处。这个非常重要，不要忽视。按住不动，累了松一下再按，怕痛的就揉，不过揉也很痛，谁叫它是高升点呢！按时会有很多反应，如打嗝、放屁、热流走动、患处发热等。

效果：立即止痛或缓解疼痛。

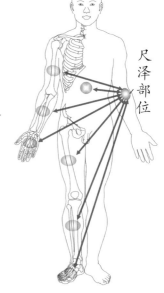

尺泽对应图（中部）

尺泽对应人体中部。把整个手臂看成人体，尺泽在中部，躯体、上臂、下臂、大腿、小腿，手脚中部都与之对应。

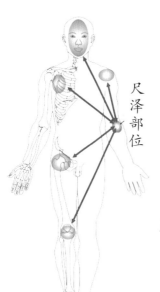

尺泽对应图（上部）

把上臂、小臂、躯体、大腿、小腿看成人体。尺泽相当于头部，这是顺对应。

尺泽对应图（下部）

如果把尺泽部位看成脚部，手腕相当于头，这是逆对应。

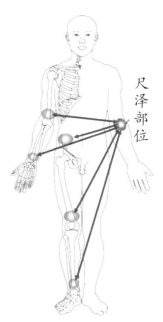

二、曲池下 2 寸左右痛点

《取穴要点》

此穴位于阳明大肠经，抚胸取穴，握拳拳眼朝上，沿曲池穴向下贴骨边按压，最痛点即是。

《手法操作》

找到痛点按揉 3～5 分钟，或按揉后贴活血止痛膏。

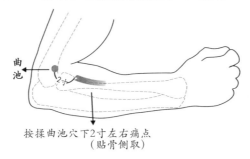

按揉曲池穴下2寸左右痛点
（贴骨侧取）

《临床主治》

此穴可疏通经络、调和气血、清热镇痛，主治身体内外的各种痛症，可调心肺、肩颈臂、头面、腰膝等处疾患，疗效显著而快速，此穴治咳嗽老少皆宜，立竿见影。

1. 久治不愈的咳嗽：配解溪穴（按揉 3 分钟）后与曲池下 2 寸左右痛点同贴活血止痛膏，当即见效，一般 2 次即可，如果痰多加丰隆穴、公孙穴，治疗过程中忌寒凉。

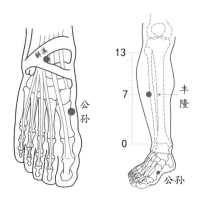

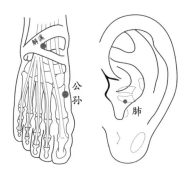

2. 咽喉肿痛：曲池下 2 寸左右痛点配压解溪穴，加耳穴的肺穴（贴膏即可）。此法对小孩扁桃体肿痛有特效。

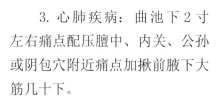

3. 心肺疾病：曲池下 2 寸左右痛点配压膻中、内关、公孙或阴包穴附近痛点加揪前腋下大筋几十下。

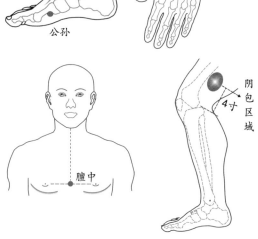

三、曲泽下大筋痛点

有理气润肺、止咳、退热、消炎、止血、抗过敏之功效。

《取穴要点》

在曲泽穴附近找痛点，压痛取穴，一般在标准定位下 1 寸左右，如果身体有问题，可以摸到很硬的筋，按压会很痛。

《临床主治》

支气管炎、肺炎、咯血、鼻血、痔疮、便血、末梢神经炎、指痉挛，哮喘、变应性鼻炎（过敏性鼻炎）。此点治疗范围甚广，近年来用其治胃、心、肝等，肩颈部位痛特效，肩颈、肩胛等人体各部位中部的疾病皆可调理。其作用不亚于尺泽部位。

1. 肩颈处不适，按压此处活动肩颈当即可缓解病痛，其效妙不可言。

2. 小腿酸胀痛，腰痛。

3. 哮喘、咳嗽。

4. 此部位青筋刺血，小孩不吃饭按压此处后可胃口大开，大人当然也适用。

5. 凡人体各部位中部的疾病皆可调理。治疗范围极广。

《原理》

1. 此点属于厥阴心包经，可以调心。

2. 与少阳三焦表里，可调三焦之疾。

3. 与厥阴肝经同名，同气相求，可调肝胆。

4. 与胃经别通，可调胃。又胃之疾大多与肝有关，所以此点调胃甚好。

5. 把手臂看成与人体对应的全息，那此点大概对应于肩颈、胃。

6. 此点大概位于中间部位，那人体中间部位的毛病都可以施治。

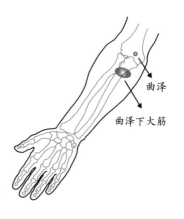

曲泽

曲泽下大筋

在此处找到痛点，可以按压，慢慢加力，可以正反轻揉100下；可以在此边揉边灸；也可以揉后贴麝香壮骨止痛膏。对于胃、心、肝功能不好的，可以每晚睡觉时在此处和内关穴按揉后贴麝香壮骨止痛膏，第二天中午撕掉。

〖要点〗

按时活动患处，不便活动的，如治胃痛，可以深呼吸或拍打患处，这是诀窍。多找人实践，按准了，很快就有效果。

〖常用配穴〗

一般与耳穴相应部位相配，可以增强疗效。

四、孔最

全身所有带孔的出现了问题都找它。有些人说便秘、痔疮不好治，但只要把孔最穴上下一刮，便血的，刮几次就不便血了；便秘的，刮几次就不便秘了；大便解下来比较硬的，刮两次就不硬了；鼻炎的，一直揉孔最穴也会取得很好的效果。

〖取穴要点〗

在肺经上，腕上7寸附近，压痛取穴，向骨头方向用力。刮痧时，要把里面的结节刮开。

〖手法操作〗

按压5～8分钟，按压时嘱患者活动患处，如病在体内，深呼吸或轻拍患处。

〖临床主治〗

便秘、痔疮、脱肛、鼻炎、口腔溃疡、咳嗽、中耳炎等。

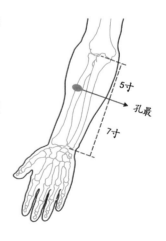

《 常用配穴 》

与百会穴、八髎穴、承山穴、二白穴相配，治疗痔疮有特效。

五、阴郄

心经上的阴郄穴，调全身的水液，这是我的实践经验。心主华面，我们面部的问题都会用到它，另外我们容易出汗，也可用到它。

《 取穴要点 》

在标准穴位定位附近，压痛取穴，按压时向骨头方向用力。

《 手法操作 》

按压 5 ～ 8 分钟，按压时嘱患者活动患处，如病在体内，深呼吸或轻拍患处。

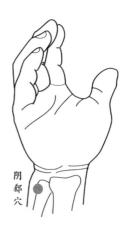

阴郄穴

《 临床主治 》

盗汗、自汗、多汗、青春痘、皮肤过敏。

《 常用配穴 》

与少海穴、阴陵泉穴、隐白穴相配，此四穴治疗面部皮肤问题有特效，也是治疗多汗症的好方法。

六、阳池

阳池穴对三焦经失调可发挥神奇力量，刺激这个穴位可以恢复三焦经的功能，将热量传达到全身。另外，它也联系着经络中与重要的内脏器官相对应的穴位。

《 取穴要点 》

阳池穴：在手背第 3、第 4 掌骨间直上，与手背腕横纹交点处的凹陷中压痛取穴即可。

用拇指揉按此穴。顺逆各 200 下。时间要长，力度要缓。按压时嘱患者活动患处，如病在体内，深呼吸或轻拍患处。

《临床主治》

急性踝关节扭伤，手腕不适（大陵穴同压更好），前臂及肘部疼痛、肩臂疼痛、惧冷症，糖尿病等病症。还可以调节内脏器官的功能，对感冒、气喘、胃肠病、肾功能失调等疾病都有助益。

《常用配穴》

与大陵穴配，治手腕不适，效果更佳；与百会穴，中脘穴相配，通调全身。

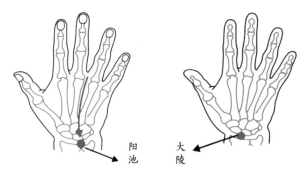

阳池

大陵

七、腰腿点

此穴位于手背环指、小拇指指缝间距腕横纹 1 寸许，是手穴腰腿点之一，该穴位于三焦经上，是恩师周尔晋先生人体 × 形平衡法手部治瘫穴。

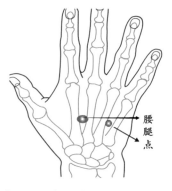

腰腿点

《取穴要点》

腰腿点一：位于手背环指、小拇指指缝间，压痛取穴。文中所说腰腿点若未注明，均指环指、小拇指指间的腰腿点。

腰腿点二：位于手背示指（食指）、中指指缝间，压痛取穴。此点为治胯骨上沿酸痛的特效穴。

《手法操作》

按压 5～8 分钟，指压有胀痛感，向第四指骨挤压，按压时嘱患者活动患处，如病在体内，深呼吸或轻拍患处。

《临床主治》

腰腹部、腿部诸疾。如胆结石痛、肾结石痛、痛经、肝胆区痛、胸肋痛、腹痛、前列腺术后痛、肾切除后痛、便秘、腰痛、腿痛、瘫痪等。

已验证治疗：胆结石痛、肾结石痛、痛经、肝胆区痛、胸肋痛、腹痛、前列腺术后痛、肾切除后痛、便秘。

《常用配穴》

腰腿点用得最多的是止痛。尺泽与腰腿点同压可治疗全身痛症，压时嘱患者活动患部，或深呼吸，轻拍患部。一手压尺泽，一手压腰腿点，对全身各种痛症均有良好效果。但凡人体保健，调理病患仅同压尺泽与腰腿点皆可取得满意效果。

《临床疗效》

点到痛止或很快缓解疼痛。就连打盐酸哌替啶（杜冷丁）都不能止痛的肾脏切除疼痛，前列腺切除痛都可立竿见影。此穴正好是在三焦经上，所谓：三焦通五脏六腑俱通。

第一次用此穴是治肾结石痛，一位 20 多岁的小伙子，肾结石（拍片后确认）疼痛难忍，患者双手顶住腰部，面色苍白，痛苦地呻吟，当我压此穴时，患者说不痛了，我不放心，又压了尺泽穴和全息腰，竟一次痛止，以前我妻弟也是肾结石痛，当时我没办法，他还是到医院输了液。

第二次用此穴是治一位同事的胆结石痛，我有意只压此穴，几乎点到痛止。巧的是一年前我的另一同事也是胆结石痛，我为其按胆经上的穴位，却不能止痛，弄得我郁闷了好长一段时间。更为奇妙的是，我的一位亲戚因肾脏切除（医生说是肾癌）疼痛，打盐酸哌替啶只能止 2 小时痛，腰部疼痛异常，痛苦不堪。家里人电话问我可有办法，我赶到后，简单地问了下情况，按压此穴，一分钟不到，患者不再喊痛，我压了 10 分钟，嘱患者没事就压此穴，之后患者不再打盐酸哌替啶，靠压此穴，患者几乎再也没有受到剧烈疼痛的煎熬。

为什么我要选此穴呢？以前我只是把它作为腰腿点来使用的，治一些腰腿疾病，作为治瘫点，我用它治过肩臂不举，效果也很好，而把它作为痛症的治疗穴，却是受"三焦通五脏六腑俱通"的启示，而此穴正好是在三焦经上。如果将大指、小指看作是人的两条腿，示指、环指看作人的上肢，中指看作人的头部，张开手指平放桌面，很像一个人的坐姿，而腰腿点正好对应人的腰腹部，这也是成为腰腿点治腰腹部疾病的一个理由。

有一位学员曾打电话反馈用此穴治前列腺切除痛，也是点到痛止。该患者因前列腺切除疼痛，打进口止痛药水也不能止痛，而点此穴竟可瞬间止痛。

这个方法非常实用。该穴如果配尺泽效果会更持久。该穴的其他功能有待同道继续验证。

此点治得最多的是女孩子痛经，疼得死去活来，只那么一掐，立马不痛了。如果你会揪带脉，几下也可以止痛。这都是可以复制的经验而且只用指压，方便、快捷。位于示指、中指指缝的腰腿点，调理胯骨上沿酸胀不适特别有效。胯骨疼痛，对应高升点加尺泽、耳穴胯即可。关键是找到对应高升点。

如果是在腰以上肝俞、胆俞、脾俞、胃俞这些部位疼痛，那可能是胃的原因，那么在胸部交叉对应处找痛点按压，即可应手痛止。治疗要灵活运用。

八、鱼际

手上大鱼际这个部位有个鱼际穴。这个穴位既可诊断也可以治疗心脏病。若是有明显的青筋，一压特别痛，就要注意了。治疗很简单，每天坚持压就有治疗作用。

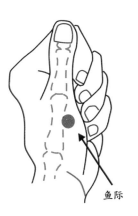

鱼际

《取穴方法》
第一掌骨中间大鱼际处，近生命线，向骨头内侧方向用力。

《 **手法操作** 》

按压 5 ～ 8 分钟，按压时嘱患者深呼吸或轻拍患处。

《 **临床主治** 》

心脏病、冠心病、心慌、胸闷、胃痛。

《 **常用配穴** 》

与内关穴、膻中穴、大包穴、至阳穴相配，治疗心脏问题，效果更佳。

九、劳宫

劳宫穴为手厥阴心包经的荥穴，五行属火，具有清心泄烦、安神定志、温补阳气、行气调血的功效。针之能治疗心烦、心悸、头晕失眠等症。心为五脏六腑之大主，包络者，心之外围，能代心受邪，包括内劳宫和外劳宫。内劳宫在掌中心（握拳时中指端外）主治发热、无汗。外劳宫在手背中央，与内劳宫相对处，主治风寒感冒、腹痛腹泻、脱肛、遗尿等。

《 **取穴要点** 》

握拳，以中指屈向掌心，指尖所触之处取穴。另一说法是取中指及无名指两指尖所著之中间取穴。

《 **手法操作** 》

1. 按压 5 ～ 8 分钟，按压时嘱患者深呼吸或轻拍患处。

2. 以另一只手的拇指置于本穴，其余四指置于手背面支撑，大拇指以旋转方式揉压，一次约 30 秒。

3. 两掌相对互相摩擦搓揉，至产生微热感。

4. 拍手。

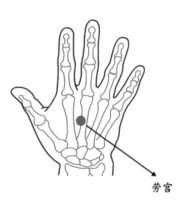

劳宫

发热、无汗、口臭、五心烦热、失眠、心烦、衄血、呕吐、癫狂、癔症、中风、中暑、围绝经期综合征（更年期综合征等）。

《常用配穴》

与少府穴、涌泉穴相配，治疗五心烦热，效果显著。

《临床应用》

本穴性温，为温阳散寒，升阳举陷佳穴，兼能发汗解表。本穴给心脏补足气血十分快捷。

十、胃肠点（手八卦艮穴）

恩师周尔晋先生发现的治疗胃肠病特效穴。主调脾胃的相关疾病，位于大拇指大鱼际的下半部，生命线范围内的下半部。

主调脾胃的相关疾病，位于大拇指大鱼际的下半部，手掌第三线范围内的下半部。鱼际处隆起要与小鱼际对称，肌肉要有弹性，指压后出现的凹陷能迅速恢复，这个区域出现青筋，说明人的消化和运化功能不好。如果艮位明显低于小鱼际，代表体质虚弱，久病不愈。如果此处肌肉萎缩，提示有重症肌无力的发生（将会伴有浑身没劲、疲乏无力、不爱吃饭等现象）。整个大鱼际青筋暴出（血液循环不好，消化和运化功能不好），整个大鱼际出现纷繁杂乱的手纹，提示身体当中患有血管瘀阻不通类型疾病，特别是指压下去，凹陷弹起无力，代表心脏的功能损坏，有严重的心肌缺血（会伴有心慌、气短、胸闷），人体中的气血都是通过脾胃的运化而生成，最终供应心脏，心肌缺血属于脾胃造血失常，血液的源头供应不足。

《取穴要点》

劳宫穴与大陵穴连线中点，偏向大鱼际处，压痛取穴，按压时向第一掌骨方向用力。

《手法操作》

按压 5～8 分钟，按压时嘱患者深呼吸或轻拍患处。

胃的生理功能：①主受纳、腐熟水谷；②调胃气；③提气、壮骨；④通利手足；⑤纠偏去热。

《临床主治》

胃痛、肠炎、胃炎、营养不良症、纳呆不食、腹胀、头疾、鼻炎、牙痛、牙齿不固、青春痘、面疹、乳腺增生、骨发育不良、颈椎病、肩周痛、腰痛、手足不仁、皮肤过敏、血液循环不良、内脏下垂等。

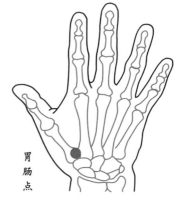

胃
肠
点

《常用配穴》

与足三里下 1 寸痛点相配，为恩师周尔晋先生的胃肠四针，对胃肠疾病有特效。与三阴交，耳穴上颌、下颌相配，治慢性肠炎效果显著。

《临床应用》

此穴在手部八卦里为艮位。艮位在大拇指的下半部，在手掌第三线（生命线）的最下方。反映脾胃，特别是胃部相关的功能。还可以察知心脏功能的好坏。

艮五行属土，对应的脏腑也是胃，同时还对应人体的鼻、颧、肩、背、腰、手、手背、指、骨、关节、左足、足背、趾、乳房、男生殖器。也就是说，此处除了可以调理脾胃问题，对以上部位的病变均有治疗作用。

艮在自然界通于山体，山是非常坚硬的物质，人体中出现所有坚硬的东西，艮穴主调之，所以所有的结石都归艮穴主管。针对所有的痘疹或者各种关节性的疾病，左腿、左足之病，手脚的麻木，整个后背部的疾患都归艮穴所管。此外艮主管所有肿瘤。

十一、 中指背末节横纹痛点

此点又称呃逆点，此点主治众多。

中指指背末节横纹中点。用小按摩棒在中指指背末节横纹处压痛取穴，也可两手半握拳，双手中指指背末节横纹相互抵压。

《手法操作》

按压5～8分钟，按压时嘱患者活动患处，如病在体内，深呼吸或轻拍患处。

《临床主治》

膝关节痛、两腿酸软无力、呃逆、胃病、孕妇呕吐等。

《常用配穴》

在治全身关节疾患时，此点配尺泽，效果更佳。

《临床应用》

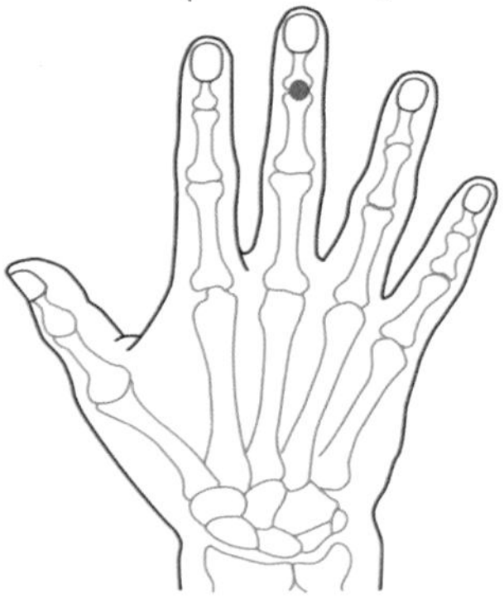

1. 呃逆：曾治一因手术而呃逆不止的患者，棒压此穴8分钟而愈，嘱其自按，未见反复。后又治两位呃逆患者如法炮制，均有立竿见影之效。

2. 胃部疾患：此穴对胃部疾病有很好的疗效，时间愈长愈妙，取穴方便，疗效好。

3. 膝部疾患：酸痛，上下楼吃力等。

4. 妊娠反应呕吐：孕妇恶心呕吐只压此穴，有立竿见影之效。

这个穴的发现有个故事。有一次我坐火车到外地，因时间长，两膝酸，用尺泽效果欠佳，夜间又困，就扒在茶几上，因中指末节触及茶几感到特别痛。我知道这是身体告诉我某个部位出问题了。就有意地去抵压，过了7～8分钟，我感到双膝发热，酸胀不再，又压了一会儿，就没有丝毫不适了。在以后的治疗实践中，有患者说膝痛，上下楼吃力，我嘱其压此点，一星期后患者就说好了。有学员用后惊喜不已，并将此应用范围扩大至全身关节疼痛，取得了非常好的效果。在治全身关节疾患时，此点配尺泽。

呃逆点
中指末节横纹

十二、百会

头为"诸阳之会""百脉之宗"，百会穴更是各经脉气会聚之处。其穴性属阳，又于阳中寓阴，故能通达阴阳脉络，连贯周身经穴，对于调节机体的阴阳平衡起着重要的作用。《会元针灸学》有曰："百会者，五脏六腑奇经三阳百脉之所会，故名百会。"就是说，百会穴是人体诸多穴位的交会处。在人体的 12 条经络中有 6 条都汇集于百会穴，它们分别是手太阳小肠经、手少阳三焦经、手阳明大肠经、足太阳膀胱经、足少阳胆经、足阳明胃经。并且，这 6 条经都和有"阳脉之海"美誉的督脉相交汇。道家称百会为"一身之宗，百神之会"，是可以通天气的地方。通过刺激百会穴，可以调动人体百脉，四两拨千斤，一穴通全身，一窍通而百窍通。

恩师周尔晋先生的"感冒一压灵"，就是强力按压百会 2 小时，感冒就会一次痊愈，也可拍击百会 10 分钟。

《取穴要点》

头顶的正中线和两耳尖连线的交点处，也就是头顶的正中心找凹陷处取穴，按压有胀痛感。

《手法操作》

按压 5 ～ 8 分钟，按压时嘱患者活动患处，如病在体内，深呼吸或轻拍患处。每天按摩 100 次。

《临床主治》

调理脑部疾病、头痛、头重脚轻、痔疮、高血压、低血压、宿醉、目眩、失眠、焦躁、眩晕、惊悸、健忘、尸厥、中风不语、癫狂、痫证、癔症、耳鸣、鼻塞、脱肛、痔疾、阴挺、泄泻、肚胀、脱发、遗尿、梅尼埃病、精神病、足底痛等。

《常用配穴》

与涌泉穴同按，可很快排出人体毒素；与肩井穴

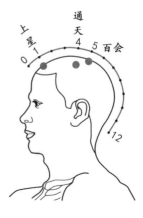

相配，治疗足底痛，效果明显；与涌泉穴、太冲穴相配，可缓解颈椎不适；与阳池穴、中脘穴相配，通调全身气机；与涌泉穴、劳宫穴同压，可调补人体能量，百会通天，涌泉通地，劳宫则是可由人体主控的出入气穴；与神阙穴、涌泉穴同压，为恩师周尔晋先生的精气神压法，又称天地人之法，经本人实践，躺着压得气快，可用松紧带固定小木珠套在脚上，以木珠抵涌泉于床头，一手压百会，一手压神阙，须足底发热，有热流沿足内侧上行。此法为保健与治疗相得益彰之大法，效力非凡，望得此术之人勤而习之。

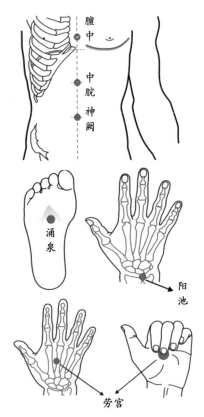

1. 阳池、中脘、百会：这是日本泽田健先生的太极疗法之一，他认为此三穴实为天之神气，入人体之重要处，即人与天地之灵气交通之处，阳池是三焦的原穴，受天地之灵气的是三焦。调理三焦很重要，此法如用按摩之法，百会与中脘同压，然后加阳池。

2. 百会、神阙、阳池：把中脘改为神阙，百会与神阙同压，再压阳池。

3. 百会、神阙、涌泉：此法为恩师周尔晋先生之精气神压法，三穴同压，效力非凡。

4. 百会、涌泉、劳宫：三穴同压为天地能量感应之法。人体主要以这三大穴道与外界相通，百会通天、涌泉通地、劳宫则是可由人体主控的出入气穴。

《综合运用》

百会有醒脑开窍、安神定志、升阳举陷的作用。曾见针灸大家凡治病之前必先扎百会，自身体验凡点穴调理之前先按或灸百会，其效迅速。而按大趾腹痛点也可达同样效果。我想可能是这种按压激发了大脑的平衡调节、指挥能力，督促其他穴位发挥更好的作用。当然大指，耳穴的脑部系统也有同样的作用，同道们可结合使用。百会穴加疾病的相应高升点可大大提高治疗效果。

百会按摩真法：曾有高人说过"任督二脉加足底，按摩之道毕矣"。按摩足底与百会穴加相应经络穴位治脏腑之疾，其效立显。恩师周尔晋先生称百会、神阙、涌泉为精气神之穴，真是英雄所见略同。

在按住身体的某一个穴道时，比如膻中穴，同时按头顶百会穴，可以很快打通经络，按住百会穴和按脚底反射区的穴位（脚底反射区的各个区对应各个脏器），也可以很快打通各个脏器的经络。

如果你要压哪一条经脉或是哪条经脉上的任意一个穴位，先把脚底相对应的穴位和百会穴一起按通，然后再按那条经脉或是那个穴位，也就是说：先压脚底穴位和百会穴，同时按身体部位的其他穴道效果会更好。如治疗胃部疾病，可先压足底脾胃反射区和百会，再压胃经上的穴位，一般用合穴或胃部疾病反应点，足三里穴下 2 寸左右痛点。另外同时按百会穴和涌泉穴，可很快排出人体毒素。

百会穴是个极为特殊的地方，不可重刺激，否则会导致经脉受损，气血流动不畅，会出现头痛、头晕等不适症状，以轻揉、轻拍为主。玄妙之处就在于轻刺激、先刺激。

十三、印堂

印堂穴乃经外奇穴，位于督脉的循行线上，在两眉之中。《灵枢》："阙中者肺也，下极者心也，直下者肝也，肝左者胆也，下者脾也，方上者胃也。"阙中即印堂，印堂内应于肺，其下相邻部位内应心、肝、脾、胃诸脏腑，故针刺印堂穴具有调肝气、理脾胃、清心神以及通经络、调气血、醒脑通窍明目等功效。

据《黄帝内经·灵枢·五色篇》中所述，印堂可以反映肺部和咽喉疾病。健康的印堂应该是饱满、红润、有光泽的，异常情况有过红、凹陷、发青、发黄等。印堂发黑，说明人体心脏功能不佳，脑部供血不足，心脑缺血缺氧，甚至有心肌坏死的情况；另外，急性腰扭伤也可以导致印堂发黑。印堂过红代表血脂异常、血压高、脾气大、易中风；印堂凹陷则表示先天心脏功能较差、心脏供血不足、易紧张、易患焦虑症；印堂发青说明心脏、大脑轻度缺氧；

印堂发黄则说明人体气血不足、脾胃虚弱；印堂有川字纹说明心脏供血不足、易焦虑。"印堂发白，肾阳不来"会有怕冷、四肢不温、腰膝酸软无力、头晕目眩、精神不振等情况。在症状较轻时，点压、按揉印堂可以缓解心脑供血、供氧不足，在此基础上配合按揉内关穴效果更好。

印堂是一个人精气神聚集的地方，在道家修炼中，它被很隐晦地称为"玄关一窍"，艾灸印堂可以起到镇静安神的作用，对癫痫等脑部疾病有很好的治疗作用。一些慢性鼻炎通过这个方法也能随之好转。

经常按摩印堂有调整内分泌、增强自身免疫力、改善心脑血管功能、安神定志等作用。

《取穴要点》

在两眉之间，压痛取穴。艾灸时，热敏取穴。

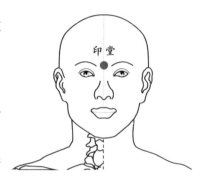

《手法操作》

按压 5～8 分钟，也可顺时针或逆时针按揉，治疗眼部疾病时，连同眉弓一起按摩。按摩时嘱患者活动患处，如病在体内，深呼吸或轻拍患处。

《临床主治》

临床上常用于治疗头痛、眩晕、呕吐、失眠、神经衰弱、鼻渊、鼻衄、鼻炎、三叉神经痛、目痛、眉棱骨痛、颜面疔疮、小儿惊风、产后血晕、重舌、高血压、胃炎、腹胀、溃疡病等以及消除疲劳症状。

《常用配穴》

与内关穴相配，可以缓解心脏和大脑供血、供氧不足，对心脑血管疾病，效果明显；与昆仑穴相配，善治脑部诸疾。

《临床应用》

1. 按印堂：用大拇指指腹，按压两眉之间的印堂穴。这样做可以调整内分泌、改善心脑血管功能、安神定志。或者以印堂穴为起点，沿着眉毛轻轻地刮擦。每次 5 ～ 10 下，以这个地方发热为准，可以重复 10 ～ 20 次。

2. 灸印堂：头面部是人体阳气最为充足的地方，所以局部加强这里的阳气，正是取得治病速效的捷径。但凡灸过两三次就会容光焕发、神采奕奕，是美容驻颜，延缓衰老的秘诀。能让满脸的痘痘，快速得到缓解。坚持做几次后，脸就会变得白里透红。

先将艾条点燃，然后将点燃的一端放在印堂上方 2 厘米处，灸两三分钟后，再从印堂一直灸到鼻梁的上部，来回在这两点之间悬灸。

3. 揉印堂：以拇指、示指、中指任何一指腹轻压印堂，左右揉 150 下。

十四、脑后痛点

枕骨就是我们常说的后脑勺。在后头部，当后发际直向上 2.5 寸左右，平枕外隆凸上缘的凹陷处。人在睡觉的时候，这里正好对着枕头。

有人说后脑勺是人体第一特效防癌反攻区，它是激活人体抗癌能力、免疫能力的"总司令"，是人体健康长寿、延缓衰老的总管家。在董氏奇穴中，后脑勺部位有个总枢穴。

《取穴要点》

在后脑勺发际直向上 2.5 寸左右，压痛取穴，向对侧眼睛方向按压。

《手法操作》

按压 5 ～ 8 分钟，按压时嘱患者活动患处，如病在体内，深呼吸或轻拍患处。

《临床主治》

高血压、低血压、脑部供血不足、后头痛、失眠、精力不足、乏力、感冒、鼻炎、脱发等。

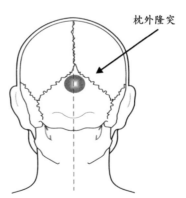

枕外隆突

一般与耳穴相应部位相配，可以增强疗效。

一种简单有效的养生康复法——鸣天鼓

鸣天鼓是从古代传下来的按摩保健法。古代高明之士依据《黄帝内经》中的腧穴原理，特别设计此套方案。在做鸣天鼓时，必须用双手将耳朵完全遮盖，这样耳朵就不能收声了。声音靠骨头传声为主，一旦用手指敲击后脑颅骨，我们就能听到"咚咚"声，就跟敲鼓一样。

具体操作方法：双肘支在桌上，闭目低头，两掌紧贴双耳，十指放于脑后，示指抬起，搭放于中指之上，两示指同时用力，从中指滑下弹击脑后枕骨凹陷处（风池穴）。风池穴属足少阳胆经上的穴位，与风府穴相平。"风池"的意思是蓄风的池子，其功效为"清头明目，祛风解毒，通利空窍"。所谓的"鸣天鼓"就是用示指对这个穴位进行轻击，确保人体邪散而气通。

鸣天鼓具有强本固肾之效，对头晕、健忘、耳鸣等症状均有康复作用。

十五、耳后高骨下大筋

此点为头面部疾病的重要开关，对所有头面部疾患具有良好效果，平时多按可促进大脑供血，预防各种脑部疾病。对感冒的治疗效果十分显著，大多可以手到病除。

《取穴要点》

顺着耳后高骨向下滑动至耳垂后一指许，轻拨有筋。

《**手法操作**》

按住大筋慢慢加力，或轻揉大筋 2 ～ 3 分钟

《**临床主治**》

头面部眼耳鼻口疾患，如头疼、头晕、头皮麻木、头皮发凉或发热、头皮痒、头闷、前额恶感、眼红流泪、鼻酸鼻塞、鼻干鼻烧、嗅觉异常、口干口烧、舌僵流涎、口臭、口眼㖞斜、面部抖动、恶心呕吐、中暑休克、晕车晕船、失音声哑、颈肩不适、颈部强直酸困、咳嗽；精神病、记忆力减退、精神衰弱、多睡或不睡；手足发凉发热、半身麻木无汗、全身酸困无力、两腿软如棉等；感冒、发热、消化功能减退。

《**常用配穴**》

一般与耳穴相应部位相配，和尺泽相配可以增强疗效。临床中配拨阳陵泉大筋，按外关对治后天性耳聋多有立竿见影之功。若治头部孔窍病，加孔最穴。

十六、颈前大筋

上下捏颈前大筋，主治范围很广，而且方便。

《**取穴要点**》

平视，头部向一侧平移 30°～ 45°，大筋明显暴露，即胸锁乳突肌。可用捏、提、拉、点、揉、捋、捻等法操作，遇到痛点不放过，以能耐受的程度加以操作。

《**手法操作**》

从上向下，两边可以一起，也可分开做，时间在 10 分钟左右。

《**临床主治**》

落枕、咳嗽、脑供血不足、头痛、头晕、

耳后高骨大筋

颈前大筋

颈椎病、高血压等。

1. 落枕：患者自己捏，可很快解除痛苦，有立竿见影之效。
2. 脑供血：对头痛头晕等疾病有很好的治疗作用。
3. 对颈椎不适有很好的调节作用。

《常用配穴》

一般与耳穴相应部位相配，和尺泽相配可以增强疗效。

十七、缺盆大筋

在锁骨中间的穴位缺盆穴，是五脏六腑的通道，几乎全身的经络，都要经过缺盆，因此通畅缺盆穴气血非常重要，经过缺盆穴的任何一条经络出现问题，都会造成相关的疾病。拨缺盆窝内"麻筋"（臂丛神经）作用非常广泛。

《取穴要点》

缺盆穴附近，压痛取穴，一般会有电麻感或热感到手指。

《手法操作》

按压十几秒，患者感手臂麻胀时松手，为一次，按 2 ~ 3 次。按摩此处刺激量大，每次仅按压 10 秒左右，以患者感觉手麻，热，或肩胛处胀时即可松开。

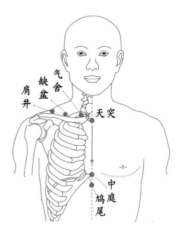

《临床主治》

肩周炎、肩膀痛、肩胛内侧痛，上肢麻木、上肢肌肉萎缩、半身不遂、偏瘫等半边身体的疾患。临床中多用于治疗肩胛内侧痛、肩臂不适等半边身体之疾。

一般与耳穴相应部位相配，和尺泽相配可以增强疗效。

十八、肩井

肩井穴在肩胛骨与锁骨中间，大椎与肩峰连线的中点。它属于足少阳胆经穴位。在该穴处按摩，有激活气血运行周身的作用，故《幼科铁镜》有歌诀云："肩井穴是大关津，掐此开通血气行，各处推完将此掐，不愁气血不周身。"肩井一穴聚五脏之气。

《取穴要点》
在大椎和肩峰连线中点，压痛取穴。

《手法操作》
按压5～8分钟，或提拿肩井3分钟左右，按压时嘱患者活动患处，如病在体内，深呼吸或轻拍患处。按压力度不要太大，以能耐受为度，时间不宜过长。

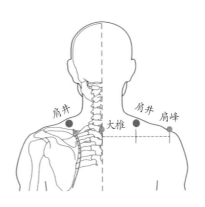

《临床主治》
背痛、手臂不举、颈项强痛、乳痈、中风、瘰疬、难产、诸虚百损、头痛、足底痛、感冒、昏厥、胃痛、乳汁不下、乳腺炎、颈淋巴结结核、颈椎病、项背强痛、肩臂疼痛、上肢活动不利、头重脚轻、足底麻木、眼睛疲劳、耳鸣、高血压、落枕等。

《常用配穴》
与膻中穴、大赫穴、肾俞穴、三阴交穴相配，可调理男科及妇科常见病。

《按摩方法》
1. 按法：用拇指、示指或中指指端按压肩井穴。
2. 揉法：以拇指和示指、中指按肩井穴处左右各揉150下。
3. 拿法：以拇指和示指、中指相对用力，提拿肩井穴处的筋腱。

需要提醒的是，肩井穴位的按摩力度不要过重、时间不要过久，尤其有高血压或心脑血管疾病的人不可久按重按。

十九、涌泉穴

为全身穴位的最下部，乃是肾经的首穴。《黄帝内经》中说："肾出于涌泉，涌泉者足心也。"意思是说：肾经之气犹如源泉之水，来源于足下，涌出灌溉周身四肢各处。脚底心是生命的根源，精从脚底生。人的衰老死亡，从脚底开始。该穴位有开窍苏厥，滋肾清热，降逆通络的作用。

涌泉穴的保健手法主要是按摩。搓涌泉，俗称"搓脚心"，这也是最柔和的方法，搓至脚发热。

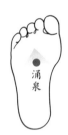

《取穴要点》

位于足底前部凹陷处，第 2、第 3 趾趾缝纹头端与足跟连线的前三分之一处，在脚掌的黄金分割点上。

《手法操作》

按压 5 ～ 8 分钟，按压时嘱患者活动患处，如病在体内，深呼吸或轻拍患处。

《临床主治》

原发性高血压、神经性头痛、癔症、精神分裂症、急性扁桃体炎、子宫脱垂、下肢痉挛、下肢瘫痪、失眠、音哑、咳嗽、风疹、癫痫、小儿惊风、心肌炎、糖尿病、变应性鼻炎、怕冷、阳痿、遗精、围绝经期综合征等。穴道指压法治疗脑溢血后的复原、穴道按摩治疗膀胱炎、指压治疗白发等。

主尸厥，面黑为炭色，咳吐有血，渴而喘，坐欲起，目恍恍无所见，善恐，惕惕如人将捕之，舌干咽肿，上气嗌干，烦心，心痛，黄疸，肠癖，股后廉痛，痿厥，嗜卧，易悲切，小腹急痛，泄而下重，足痉寒而逆，腰痛，大便难，心中结热，风疹，风痛，心病饥不嗜食，咳嗽身热，喉闭舌急失音，卒心痛，喉痹，胸胁满闷，颈痛目眩，五指端尽痛，足不践地，足下热，男子如蛊，女子如娠，妇人无子，转胞不得尿。此外，涌泉穴对肺系统和肠胃系统疾病、腰椎病、皮肤病都有很好的疗效。总之，这是一个威力无穷的穴位。

涌泉穴是人体长寿大穴，身体中的第一要穴。经常按摩此穴，则肾精充足，耳聪目明，精神充沛，性功能强盛，腰膝壮实不软，行走有力。

《临床使用》

1. 搓涌泉：俗称"搓脚心"，搓至脚发热。

2. 掐涌泉：用手指掐，两手四指抱住脚背，两手拇指掐在涌泉穴，按住保持几秒，松开，反复做。可以治头顶疼，肩颈不适。

3. 拍涌泉：手掌拍打至脚发热。人体肩上有一"肩井"穴，与足底涌泉穴形成了一条直线，二穴是上下呼应，维护着人体的生命运动。涌泉穴的保健手法主要是按摩。方法：搓涌泉及足底部以感觉发烫发热为度，再点按左右"肩井"穴各 1 分钟即可。

《常用配穴》

与百会穴，肩井穴相配，可通调全身。与百会穴，神阙穴同压，可调补人体精气神。

二十、腋窝大筋

腋窝大筋分为前腋大筋、腋下极泉大筋、后腋大筋。

（一）前腋大筋

肩胸关节交界之处，此为心肺、肩胸之锁，此处不畅通，疾病易反复。凡心肺有疾之处必有瘀堵，揪此大筋意义非凡。治心肺之疾，乳腺疾病，若是乳房疼痛胀揪几下可立解，治肩关节疼痛。

《取穴要点》

放松站或坐，手抬起放在脑后，则腋下张开，同时用捏、提、拉、揪、拽等法，此

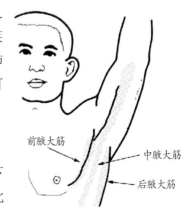

前腋大筋

中腋大筋

后腋大筋

处较痛，痛则不通，遇到痛处在能耐受的程度卜坚持做。

《手法操作》

自下而上，每边缓慢地做几十下即可，一直做到不再有痛点。

《临床主治》

治肩关节疼痛、乳腺疾病（乳房胀痛、乳腺增生、乳腺炎、副乳）、治心肺之疾（心脏病、呼吸系统疾病）。

《常用配穴》

揪此筋与点按百会穴、膻中穴结合，可治胸部百疾。

(二) 腋下极泉大筋

拨极泉大筋会有电麻感传至手，久视伤血劳于心，拨极泉大筋对心脏疾患会有意想不到之效。对肩关节疼痛，尤其对伤于风寒之肩疼疗效显著。压腋下极泉穴（有脉跳动处）40秒至1分钟，手有麻感热感松开，热流直冲手指，此法可治整个手臂病变。

《取穴要点》

放松站或坐，手抬起，则腋下张开，用抓捏法，此处较痛，痛则不通，遇到痛处在能耐受的程度坚持做。

《手法操作》

自上而下，30～50下，从上臂内侧往腋窝抓捏至大包穴。一直做到不再有痛点。

《临床主治》

治肝郁、心脏疾病、乳腺疾病（乳房胀痛、乳腺增生、乳腺炎、副乳）；治飞蚊症，拨极泉大筋会有意想不到之效；对肩关节疼痛，尤其对伤于风寒之肩疼疗效显著；压腋下极泉穴（有脉跳动处）40秒至1分钟，手有麻感热感松开，热流直冲手指，此法可治整个手臂病变。

与曲池下 1 寸附近痛点合用，对整个手臂问题效果更佳。也可一手拇指压极泉（腋动脉）一手拇指压太渊，一压一放，对改善手臂血液循环疗效显著。

（三）后腋大筋

《按摩经》说："脊腋后有筋通肾俞，令患者正坐取上，抓起有声，顺筋揪十数把，患者痛楚，使脏气流行各为其经，闭塞凝滞，暴疾不省人事，心胸气闷，胀痛难言，感冒伤风，脊强背痛皆可。"

肩背关节交界处之肩胛骨之侧，此处为恩师周尔晋先生发现并命名的坐骨神经点，凡坐骨神经痛，采取左治右，右治左方法，点压 5 ～ 8 分钟，可收立竿见影之效，长期按压，可以治愈。

《取穴要点》

放松站或坐，手抬起放在脑后，则腋下张开，同时用捏、提、拉、揪、拽等法，此处较痛，痛则不通，遇到痛处在能耐受的程度坚持做。

《手法操作》

自下而上，每边做 5 分钟左右，一直做到不再有痛点。

《临床主治》

坐骨神经痛、腰痛、腿痛、肩关节痛、肩胛内侧痛（特效）、胸闷、心慌、感冒、背痛等。

《常用配穴》

治疗坐骨神经痛与尺泽或昆仑，揪带脉并用，效力更持久，让患者自己压也可以，只要刺激此点就有效，点压准确均有立竿见影之效，我曾用此法治过 6 例患者，最严重的卧床不起，仅压 10 分钟即可下床行走。

《抓腋窝方法》

腋窝为颈部与上肢间血管和神经通路，是腋窝动脉、静脉、臂丛、腋淋巴结群组织的集合处。腋窝有前、中、后三处大筋，前为腋窝的前壁肌（胸大肌）；中为腋窝与手臂接壤处（相当于肱二头肌的上段，包括通过腋窝的神经组织），后为腋窝的后壁肌（背阔肌），又称背锁。

两腋走四条经脉：肺经、心包经、胆经和心经。往下可延伸到大包穴，脾之大络。肝有邪，其气留于两腋。

1. 抓捏前部：为腋窝的前壁肌（胸大肌），以左手捏右边，右手捏左边，3～5分钟。手抬起来最好捏抓。心肺病必见此处有紫黑点或瘀疱成串，心肺病难医，肩胸必关闭。

2. 抓捏后部：为腋窝的后壁肌（背阔肌），以左手捏右边，右手捏左边，3～5分钟。

3. 抓捏中部：为腋窝与手臂接壤处（相当于肱二头肌的上段，包括通过腋窝的神经组织），以左手抓捏右边，右手抓捏左边，5～8分钟。可以从肘部抓捏至腋下大包穴部位。自我按捏时，切忌用力过度。

《临床运用》

1. 失眠：按揉百会2分钟，抓腋窝几十下，拍日月，期门200下，按神门穴2分钟，最好按隐白穴2分钟。此法治失眠甚好！

2. 治肝胆：抓捏腋窝可以除肝邪，要想快速一点，可以加治失眠的内容，捏揪带脉，捏住中间的大筋，捏出嘎嘣声响，不响没捏对。

凡是肝胆病日久不愈，患者都会筋疲力竭（肝主筋，故肝病必伤筋）膝盖酸软无力，气血经络瘀阻、按压膝关节内外侧多有特痛点，内侧在阴包穴附近，外侧在阳关穴又称寒府附近。肝有邪，其气留于两腋。肝主筋，找腋窝。

女子以肝为本，所以女同志尤其需要多捏。刺痛胀痛，捏了就不痛，几下即可。坚持下来捏到不疼必有大效。

3. 胸闷：揉大包最快，这是救急的，想治好的话要整体考虑。

二十一、坐骨神经点

此为恩师周尔晋先生根据其人体×形平衡法原理发现的治疗坐骨神经

痛的特效点，恩师在其书上写道，用此点治疗坐骨神经痛，从未失败过，我在实际运用中，目前还没有无效案例。大家可大胆一用，必收奇效。

《取穴要点》

在肩贞穴附近，压痛取穴，按压时向肩胛骨方向用力。

《手法操作》

按压5～8分钟，按压时嘱患者活动患处，
如病在体内，深呼吸或轻拍患处。

《临床主治》

坐骨神经痛、腰痛、腿痛、肩背痛等。

《常用配穴》

与尺泽穴、手部腰腿点、带脉大筋相配，
治疗坐骨神经痛，效果更佳。

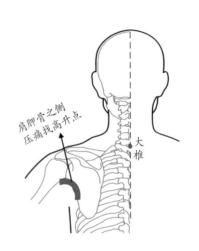

肩胛骨之侧
压痛找高升点

大椎

二十二、膻中

位于两个乳头连线中点，正中心的心窝处。此穴为人体任脉上的一个主要穴道之一，是八会穴之气会穴，心包经之募穴，心包经经气聚集的地方，又是任脉、足太阴、足少阴、手太阳、手少阳经的交会穴，是人体宗气汇聚的部位，是一身之气输布的出发点，是胸部开合的枢纽，总管一身的气，又被称为"气海"，是人体"四海"之一。

该穴又是心脏这个君王的臣使，可以令人产生喜乐。如果膻中穴不通畅，人就会郁闷，对人的身体不利。在西医里，膻中穴就是胸腺，是人体的免疫系统，从人出生以后它就会慢慢退化，所以要经常按摩刺激这个穴位，以增强人体的免疫力。它有阻挡邪气、宣发正气的功效。在临床上可用于呼吸系统疾病（如咳嗽、支气管炎、胸膜炎等）、消化系统疾病（如呃逆、呕吐、食管炎等）、心血管系统疾病（如心绞痛、心悸、心肌缺血缺氧等）以及产后缺乳等病症的治疗。

《取穴要点》

两乳头连线中点，压痛取穴。

《手法操作》

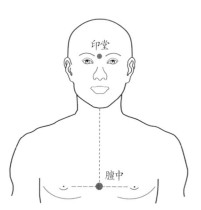

按压 5～8 分钟，或用擦法上下擦 5～8 分钟，或用揉法顺时针逆时针揉 5～8 分钟，按摩时嘱患者活动患处，如病在体内，深呼吸或轻拍患处。

1. 擦法：以掌大鱼际侧面（大拇指根部）顶在胸口的膻中穴上，然后上下擦动，速度由慢到快，持续摩擦 10～15 分钟，直到膻中局部发热，这种热度扩散到整个胸腔，并能感觉到摩擦的局部有发胀的感觉时，就可以了。还相当于摩擦、按揉了大鱼际，刺激、调整了肺经，有利于加强宽胸理气的效果，缓解胸闷、气促等症状，达到改善咽炎的作用。

2. 指揉法：用指螺纹面着力，定在膻中穴上，顺逆按揉各 200 下。

3. 侧掌拍法：拍胸，用手掌大鱼际拍打膻中穴，每次 2 分钟或 200 下。

《临床主治》

胸部疼痛、产妇乳少、腹部疼痛、心悸、心胸痛、咳脓血、呼吸困难、咳嗽、咽炎、肥胖、乳腺炎、过瘦、呃逆、支气管炎、哮喘等。肝郁气滞、心神躁扰导致的烦躁不安、易激惹或抑郁、记忆力减退、围绝经期综合征等。

对肝病患者来说，经常按摩此穴，往往有奇效；胸部的大多问题，都可以由膻中这个穴来解决；凡和气有关的疾病，如气虚、气机瘀滞等都可以找它来调治，一个穴位排解人体全身的气机；膻中具有超强除湿功效，特别是那些藏匿于骨头缝里的寒湿老病灶。常按揉，可以令性格开朗。

46

《常用配穴》

与曲池穴、合谷穴配，治疗急性乳腺炎；与丰隆穴、内关穴、肺俞穴、解溪穴配，治疗咳嗽哮喘；膻中穴与揪带脉大筋相配，疏肝理气，善调肝胆之疾。拍膻中、肘窝可调心脏之疾。

二十三、期门

期门为足厥阴肝经之募穴，是足厥阴经、足太阴经、阴维脉交会穴。本穴为治疗血症之要穴。

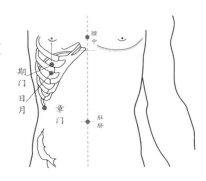

《取穴要点》

在乳头垂直向下与第六肋间隙交接处，压痛取穴。

《手法操作》

按压5～8分钟，或者顺着肋骨缝的方向来回按摩。按压时嘱患者活动患处，如病在体内，深呼吸或轻拍患处。

《临床主治》

抑郁、失眠、呕吐、呃逆、胸闷、疝气等。

《常用配穴》

与大敦穴配，治疗疝气，效果更佳。

二十四、日月

足少阳胆经之募穴，胆的气血在此汇集，它是足少阳经、足太阴经、阳维脉交会穴。

《取穴要点》

乳头垂直向下与第七肋间隙交接处，压痛取穴。

按压 5～8 分钟，或者顺着肋骨缝的方向来回按摩。按压时嘱患者活动患处，如病在体内，深呼吸或轻拍患处。

〔临床主治〕

胁肋疼痛、呕吐、反酸、呃逆、黄疸等。

〔常用配穴〕

与期门穴、阳陵泉穴相配，治疗胆结石和口苦。

〔临床应用〕

期门和日月平时经常用手掌拍一拍，一巴掌正好两个穴位都能拍到，一天拍 300 下就可以了。第一在调理肝脏时，就会用到这两个穴；第二个是胃的问题；第三个是乳房疾病和心脏问题都归这个地方管，所以很重要。如果每天用手推这两个穴位，肚子一会儿就会咕咕叫，就会得气，里面的瘀滞就滑动了。如果用按摩棒，就插到缝里往侧面一推；如果手感到累，用按摩棒找到痛点轻轻往里推，这个是非常省力的一种方法，用的是巧劲。

二十五、神阙

肚脐眼儿就是神阙穴，在任脉上。阙，是君主所居住的宫城的门，"神阙"就是元神的门户，即神气升降出入，变化消长的地方，属八脉之任脉中的一个重要穴位。任、督、冲脉"一源三歧"。任、督、冲、带四脉，脉气相通，总任全身气血，共同纵横贯穿于十二经脉之间、五脏六腑，外联皮肉筋骨、四肢百骸。故脐和诸经百脉相通，阴阳相济，起着调节各脏腑生理活动的作用。故神阙穴可通过奇经八脉通周身之经气。

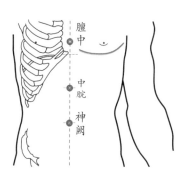

脐乃经络的总枢，经气的汇海，十二经原穴皆根于此。

与肚脐有直接关系的穴位就有公孙（冲脉）、太白、章门、阳池、丘墟、足临泣（带脉）。神阙是黄庭太极之穴，而太极由少阳三焦相火和太阴脾土组成，所以才有培元固本回阳救逆，健运脾胃肠道以及布散元气的功能，因为这里是五脏六腑、十二经之海，所以能通调脏腑经络，是人生命的根本。

神阙穴可治脑部一切疾病，治全身百病，功效不可尽述，古人有"脐为五脏六腑之本"、"元气归脏之根"的说法。

《取穴要点》

即肚脐，按压时力度适中，以能耐受为度。

《手法操作》

按压时间以一呼一吸为一次，每次按压不低于 100 次呼吸。艾灸时，每次要灸 1 小时以上。

《临床主治》

中风虚脱、四肢厥冷、尸厥、风痫、形惫体乏、绕脐腹痛、水肿鼓胀、脱肛、泄利、便秘、小便不禁、五淋、妇女不孕、阳痿等。

《常用配穴》

与阳池穴、太白穴、公孙穴、丘墟穴配，可通调全身；与阳池穴、丘墟穴（或足大趾三毛上）相配，为壮阳法；与中脘穴、关元穴相配亦为壮阳法；与百会穴，涌泉穴同压，为恩师周尔晋先生天地人同压法，可全面调节人体精气神。

《刺激方法》

一是压肚脐。方法很简单，只要用手指压在肚脐眼上，不需要进行任何揉动，根据自己的舒适程度调整一下按压力度的大小就行了，如果感觉压得太紧，就放松一点，如果感到太松了没感觉，就压重一点。按压时要平心静气，把意念集中在肚脐眼儿上，数自己的呼吸，数到 100 次，压脐的时间就够了，每天压一次即可。有失眠、性功能障碍的患者疗效显著。

也可揉按肚脐，顺时针轻轻按摩 300 圈，再逆时针轻轻按摩 300 圈，小孩减半，治便秘很有效果。

二是灸肚脐。灸法也很简单，可以直接用清艾条，点燃后在肚脐附近灸。

坚持艾灸，不久，您会发现身体变得非常舒服。歌曰："常灸神阙穴，万病自会灭。"

三是拍肚脐。拍打肚脐法：转腰刺激神阙和命门穴是少林古老的健身法之一，其特点是按摩叩打和腰部动作相结合，简单易行，随处可练，效果显著。按中医理论，肚脐处称为丹田，又称前命门；背部和肚脐相对的部位称为命门，又称后命门。拍打腹背就是通过刺激前、后命门进行保健的。两臂在腰转动带动下拍打腹背。

二十六、带脉大筋

《按摩经》云："肾房左右名带脉，大筋揪起痛更憎，能降肋下阴阳气，六脉调和甚分明。"揪带脉最重要的功效是解结。此法善治女子痛经，只要连揪十几下即可止痛，与手部腰腿点同用更妙，对于腰腹痛也有揪到痛止之效，对便秘也很有效，凡腰腹部不适都可揪。平时经常揪或敲带脉对解肝郁之气，男女肾气的激发，女子生殖系统维护有非常重要的调节作用，因带脉与足少阳胆经之五枢、维道穴位相同，所以敲揪带脉同敲胆经有异曲同工之妙，最令人惊喜的是有瘦腰之功效。

《取穴要点》
第11、第12肋骨尖至髂脊上沿间，探触到竖筋即是。

《手法操作》
探触到大筋，向外捏提3～5分钟，也可敲打或拍击10～15分钟。

《临床主治》
痛经、减肥、腰痛、腹痛、腿痛、月经不调等。其最大功效是解结。

《常用配穴》
与尺泽穴，环指、小拇指指缝腰腿点相配，治疗痛经、腰痛、腹痛，有立竿见影之效。与膻中穴配用，疏肝理气，善调肝胆之疾。

二十七、三弯三颈两关节

人体有三弯：即肘弯、膝弯、腰弯。三颈：即手颈、脚颈、脖颈。两大关节：即肩关节、胯关节。

这些部位是人体气血运行交换最重要的交通枢纽，一旦发生瘀阻，即会影响人们的健康。

三弯、三颈、两大关节为人体十二经脉、奇经八脉所过之处。手颈、脚颈是十二经脉原穴、络穴的集中地。原穴即本原，原气之穴，是人体生命

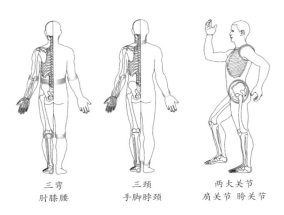

三弯　　　　　三颈　　　　　两大关节
肘膝腰　　　手脚脖颈　　肩关节 胯关节

活动的原动力，原穴是脏腑原气留止之处。因此，脏腑发生病变时，就会反应到原穴上来。《灵枢·九针十二原》："五脏有疾，应出十二原，十二原各有所出，明知其原，睹其应而知五脏之害矣。"《难经》："五脏六腑之有病者，皆取其原。"络穴是阴阳两经相交之点，对阴阳平衡的维系起着至关重要的作用，它是诸经络脉之气的汇集点和枢纽，在疾病的治疗中，络穴起着相当重要的作用。原穴、络穴配合能治全身之疾，为历代医家所重视。

手颈、脚颈内外为三阴、三阳所过之处，刺激它们可调人体阴阳之气。如内关、外关，内关通阴维脉，外关通阳维脉，在针灸上就是所谓通"生死桥"。"一切风寒暑湿邪，头痛发热外关起。"外关是治痛要穴，而内关则治胃、心、胸之疾。而在脚颈上，《按摩经》："踝上大筋着力起，疼痛难言不要忙，此穴能调阴阳气，寒火腹痛立消亡。"踝上之穴，内当肾经，外当膀胱，灸内外侧，能调和阴阳，治寒热往来。又踝上之穴，内当阴跷，外当阳跷，主阴阳之气。"病不知所痛，两跷为上"，"汗出太甚者，取内踝上横脉以止

之"，"百节疼痛，实无所知，三棱针针绝骨出血"，"诸节皆痛治阳辅"等。皆说明人身很多疾病皆可于手颈、脚颈取穴治之。至于脖颈，其重要性不需多说，特别要强调的穴位是风池、风府，按之可促进大脑供血顺畅。风府治脑中百病，风池是治颈椎、头部的要穴，指压"人迎穴"，可使面部血液循环通畅，皮肤光泽，皱纹消失。根据恩师周尔晋先生人体 × 形平衡法，"三颈"部位发生病变，可在三颈相应部位位找高升点进行治疗，取穴简单，效果不简单。

肘弯、膝弯部位是人体十二经脉"合穴"集中地，"合主气逆"，"合治内腑"很多疾病都可以通过合穴来治疗，有些仅取一穴，即可达到非凡之效。如尺泽穴治全身疾病（详见"尺泽穴"）。"腰背委中求"，阴陵泉治肩痛、头痛、阴囊潮湿，少海穴治尾椎骨痛，膝内侧痛，股内侧痛，阴陵泉与阳陵泉合用，有调节人体阴阳平衡的作用，可治胆结石，或拨阳陵泉治胆结石、偏头痛等。肝胆疾病在膝上内外侧，日久其气血必淤积于此。其中，外侧有寒府之称，是寒气淤积之处，凡偏头痛、胆部疾病在此处都有压之特痛点，即高升点，而且绝大多数人此处都很敏感，而内侧呢，几乎人人都有压痛感，说明肝胆之气常瘀。按、拍打、刮痧可以将气血淤积散开。三弯附近的穴位可对应治三弯附近的疾病，在具体应用中，可从全息对应、恩师周尔晋先生人体 × 形平衡法方面来考虑。

至于腰弯部位，腰为肾之府，肾为人之根本，人之命门即在腰部。命门即生命之门，为人身阳气之根本，人体生命的原动力。刺激命门，可激发增强人体原始动能，启动肾间动气，点燃命门先天之火，调节阴阳平衡，打通人体经络。灸命门是壮阳大法，腹部神阙，通于命门，是肾间命门动气的门户。恩师周尔晋先生非常推崇压脐疗法，它可调节人体肾气及治脾胃之疾，亦可用灸法。

腰部之带脉为奇经八脉之一，有总束诸经的作用。人体其他的经脉都是上下纵向而行，唯有带脉横向环绕腰部一圈，好像一根绳子把纵向的经脉连接系住一样。如果哪条经脉在腰腹部出现问题，都可以通过针灸带脉的方法来进行调节和疏通。"带脉通、全身松"，带脉之为病腹满、腰溶溶若坐水中，"足阳明与冲脉"会于气街，而阳明为之表，皆属于带脉，而络于督脉，故阳明虚则宗筋纵，带脉不行，故足痿不用也，带脉善治妇科病，有调经止带及疏肝行滞的作用，最善消除诸经在此处的血瘀积热，同时也治各种疝气，可解便秘之苦，也治男子少腹拘急或失精。

八脉交会穴足临泣管带脉，所以腰痛、腰脊椎骨旁边痛，按足临泣可当即止痛，加足三里更好，足临泣也治眼病和乳房硬块。

《按摩经》："肾旁左右名带脉，大筋揪起痛更憎，能降肋下阴阳气，六脉调和甚分明"。此法善治女子痛经，以及男女腰腹痛、便秘，其他功能可从上述原理仔细揣摩。平时可经常敲带脉，对男女肾气的激发，女子生殖系统维护有非常重要的调节作用。因带脉与足少阳带脉、五枢、维道穴位相同，所以敲带脉同敲胆经有相同的作用，并有瘦腰之功效。

《取穴要点》

三弯三颈两大关节处，均是压痛取穴。手颈部与脚颈部可以互治，也可一起治疗颈部诸疾。肘弯部与膝弯部可以互治，也可一起治疗腰腹部诸疾。肩关节与胯关节可以互治。

《手法操作》

按压5～8分钟，按压时嘱患者活动患处，如病在体内，深呼吸或轻拍患处。

《临床主治》

颈椎病、落枕、肩周炎、肩膀痛、网球肘、高尔夫球肘、腰痛、腹痛、膝关节炎、腿痛、坐骨神经痛等。

《常用配穴》

一般与耳穴相应部位相配，可以增强疗效。

附自我调节方法

1. 刺激诸经的强精固力体操：方法为两手叉腰，使身体尽量向后弯曲，一天十几次，很快就有惊人之效。

2. 瞬间强肾法——胡海牙先生的不传之秘：方法为双手握拳，拳心虚空，贴在肾腧位置，利用膝关节的上下抖动进行反复摩擦，双拳不动，双脚随着身体抖动轻微踮起，感到腰部轻微发热为止（膝关节在抖动时带动了全身的抖动，而双手虚空握拳只是贴在肾腧位置，是不动的，当身体抖动时，手自然与身段摩擦了）。

3. 外劳宫补肾法（摘自民间中医网善水养心）：方法为每晚入睡前将双手背紧贴腰部（最好直接接触皮肤）仰卧5～10分钟后，便会出现热感逐渐传遍全身。肾衰竭、肾亏的人，15分钟以后，双手便会感到插入到肚腹之中，有时会感到移贴在肚皮之上，经常酗酒的人，脑门会渗出汗珠，有的人腰部出汗，还有的人双腿出汗。出汗的原因是由于外劳宫紧贴两肾，双掌的热量直接温煦两肾，将肾内虚寒之气逼出，通过运化变成汗水排出体外。

每次坚持半小时或更长时间，刚开始双掌被腰部所压会出现麻胀现象，三五天后即可消失，便会感到双腿轻盈舒适。

如果经常腿脚冰凉、麻痛，可以将左脚放在右脚（脖）之上，20分钟后，腿脚即可逐渐变热，不治而愈。

4. 简易铁板桥功法：仰卧床上，以足跟与背做支撑，挺起腰，呼吸20～50次，逐渐增加。完毕放下腰，会有一股热流沿脊椎上行至脑。练习日久，可用两只凳子。足跟与背分别搭在凳子上，腰悬空。

以上四法皆为强肾大法，法简效宏，可根据自身舒适状况自行择法，如果能在每天下午5～7点肾经主令时做，效果当更好。

另外，腹式呼吸（吸气至小腹）可强小肠关元之火，直达精门。

《灵枢·邪客》说："肺心有邪，其气留于两肘；肝有邪，其气留于两腋；脾有邪，其气留于两髀；肾有邪，其气留于两腘。凡此八虚者，此机关之室，真气之所过，血络之所由，邪气恶，固不得留，留则伤筋骨。骨节机关不得屈伸。"这说明两大关节、手弯、膝弯部位之气血必须柔顺畅通。当这些部位发生不适，可知五脏之变也。于邪气滞留之处拍击可使邪出，达健身祛病之效。每处拍击出痧，邪出肤色正常后可再拍击。

腋下动脉（极泉，治任何情况下的肩臂不举）、股动脉（气冲）重压轻放，可使气血通贯四肢，对四肢酸痛效果极佳。

《按摩经》说："以两手从患者胸前同乳大筋抓起，觉胸中气降肋下有声，左右推之，使胃气下降是也。"

脊腋后有筋通肾俞穴，令患者正坐取之，用手抓起有声，顺筋揪十数把，患者痛楚，使脏气流行，各归其经。闭塞凝滞，暴疾不省人事，心胸气闷，腹痛难言，感冒伤风，脊强背痛皆可。

恩师的人体 × 形平衡法治坐骨神经痛高升点即在腋后，此点对腰腿也有很好的治疗作用。

抓股内大筋治腰椎之疾，亦是特效之法也。

以手擦热，摩擦大腿根部，可促进性荷尔蒙分泌，有强精之功也。

二十八、股动脉

在腹股沟处，摸到动脉，指压 40 秒至 1 分钟，觉脚有麻热感松开，一股热流直冲足底，这说明腿部经络较畅通，凡膝部有疾寒湿之人，热流直到膝，甚至不到膝，一直要压到足趾为止，此法开肝、脾、肾、阴跷脉、冲脉，主治众多，对膝酸痛有立竿见影之效，能迅速改善下肢血液循环，是治下肢疾病的至简至效之法。

腹股沟

《取穴要点》
平躺，在腹股沟处摸到动脉，按压约 1 分钟，松手，压 3 ～ 5 次。

《手法操作》
要压住动脉，但用力不可太大，按压时间不可过长。

《临床主治》
腿麻、腿胀、腿酸、腿痛、下肢无力、下肢肌肉萎缩等。

《常用配穴》
与尺泽和腰腿点相配，治疗腿部诸疾，效果显著。

二十九、大腿内侧正中痛点

此点为治眼，肝系统及生殖系统疾患特效穴，也是口腔溃疡的特效穴。凡久治不愈的病皆可用此点。

《取穴要点》

在大腿内侧正中附近，压痛取穴，一般在肝经上。

《手法操作》

按压 5～8 分钟，按压时嘱患者活动患处，如病在体内，深呼吸或轻拍患处。

《临床主治》

肝癌、肝硬化、各种肝炎、肝功能异常、脊椎软骨压迫神经、椎间盘突出症、脊椎骨膜炎、中风半身不遂、白血病、再生不良性贫血、肝功能异常引起的疲劳、胆汁分泌不足引起的消化不良、胃胀气、癫痫、多动症、昏迷噫语、高血压、低血压、口腔溃疡、眼干、眼睛迎风流泪、月经不调、阳痿等。

《常用配穴》

与内庭穴、劳宫穴、地机穴配，治疗口腔溃疡有特效。

三十、阴包

凡肝气郁积，男科妇科疾患，心肺胃部之疾，咽炎，甲状腺功能亢进症，此处按压都会很疼，也是治这类疾病的取穴之一，有此类疾患的可经常按揉。

《取穴要点》

在膝关节内侧上 4 寸附近，压痛取穴，向骨头方向按压。

《手法操作》

按压 5～8 分钟，按压时嘱患者活动患处，如病在体内，深呼吸或轻拍患处。

肝郁、乳腺增生、乳腺炎、副乳、月经不调、阳痿、咽炎、甲状腺功能亢进症、甲状腺功能减退症等。

《常用配穴》

与大腿内侧正中痛点、腋窝大筋、带脉大筋、期门穴、日月穴配，调理肝郁、抑郁症。

三十一、膝阳关

与阴包穴附近痛点组成膝关锁，是肝胆肾通关之锁，凡肝胆病日久，其气必瘀积在此，此处不通，颈腰之疾难以痊愈。

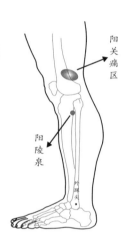

《取穴要点》

在膝关节外侧正中附近，压痛取穴，向骨头方向按压。

《手法操作》

按压5～8分钟，按压时嘱患者活动患处，如病在体内，深呼吸或轻拍患处。

《临床主治》

膝关节炎、腿痛、老寒腿、胆囊炎、口苦等。

《常用配穴》

与血海穴、犊鼻穴、丰隆穴、曲池穴、足三里穴、阴陵泉穴、阳陵泉穴配，治疗各种膝关节病变。

三十二、委中

委中是足太阳膀胱经的合穴，膀胱的下合穴，血中之郄穴。位于腘窝横纹中点，经脉通过横纹直达足部，具有祛风清热，活瘀通络的作用。

《取穴要点》

标准取穴在腘窝横纹中点，一般在横纹下 1～2 寸附近，压痛取穴，效果更好。也可视青筋放血。

《手法操作》

按压 5～8 分钟，按压时嘱患者活动患处，如病在体内，深呼吸或轻拍患处。

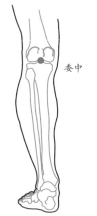

委中

《临床主治》

腰痛、腿痛、背痛、肘关节痛、腹痛、咳嗽、急性吐泻等。

《常用配穴》

边压委中，边空掌拍至阳穴，同时让患者活动患处，治疗颈椎病，腰椎病效果更佳。

三十三、足三里（下 2 寸左右痛点）

足三里是足阳明胃经的合穴，胃腑之下合穴。它是人体第一长寿大穴，既能改善体质，强壮身体，又能治本。

《取穴要点》

标准取穴在犊鼻下 3 寸，距胫骨前缘旁开一横指（中指），一般在标准定位的下 2 寸左右，向骨头方向按压，有电麻感、胀感或热感通向脚背、胃部、面部。

《手法操作》

按压 5～8 分钟，按压时嘱患者活动患处，如病在体内，深呼吸或轻拍患处。

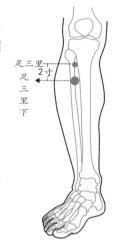

足三里
2寸
足三里下

《临床主治》

腹痛、胃痛、阑尾炎、胃炎、颈椎病、肩关节痛、偏头痛、高血压、胆囊炎、胆石症、胆道蛔虫症、带状疱疹、肋间神经痛、急性腰扭伤、腰痛、腿痛、膝关节炎、癔症性昏厥、上肢瘫痪、中暑、休克、昏迷、癫痫、精神分裂症、冠心病、心绞痛等。

《常用配穴》

一般与手上胃肠点合用，恩师周尔晋先生称之为胃肠四针，对胃肠疾病有特效。

三十四、阴陵泉

足太阴脾经之合穴，属水。《难经》云"合，主逆气而泄"，《灵枢·四时气》中说"邪在腑取之合"。可见合穴在治疗当中的地位是十分重要的。

"阴者，隐也；陵者，土丘也；泉者，泉水也。"意思是指流经脾经的气血和物质容易在此堆积。这个穴位是脾经能化痰去湿的大穴。湿能引起皮肤病、水肿、腹胀、泄泻、小便不利，膝盖疼痛等症状，像有些中老年人经常得的慢性前列腺炎、肾炎等疾患常按揉阴陵泉就能得到改善。

《取穴要点》

手贴着内侧胫骨向膝盖方向滑动，到了膝盖内侧就被骨头卡住了，就在卡住这个点的凹陷处附近压痛取穴，向胫骨方向按压。

《手法操作》

按压 5～8 分钟，按压时嘱患者活动患处，如病在体内，深呼吸或轻拍患处。

《临床主治》

腰痛、膝关节痛、脚肿、月经不调、阴部湿疹（特效）、肛周湿痒（特效）、阴囊积水、尿频、尿急、胃肠疾病、手脚虚冷、腹痛、湿疹、糖尿病、遗尿、

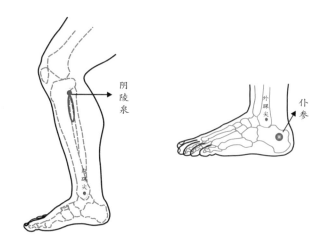

闭尿、围绝经期综合征、血压异常、腹泻等。

《临床应用》

　　主要用于治疗腰、膝、足的疾病、女性生殖器、泌尿器、胃肠疾病。对手脚虚冷、因虚冷而造成膝盖疼痛、腹痛、无食欲、侧腹附近沉重感、喘重、头痛头部充血、腰痛、湿疹、一般妇科疾病、糖尿病、遗尿、闭尿、围绝经期综合征等有效果。尤其阴陵泉对虚冷原因引起的症状有效。血压异常而造成手脚虚冷、女性的虚冷症、因睡觉着凉而腹痛、腹泻等，都使用本穴位治疗。

《常用配穴》

　　与水泉、仆参、隐白、大敦合用，治疗泌尿生殖系统疾病有特效。阴囊潮湿等湿热下注之疾，按压阴陵泉、仆参有特效。一次就有效，对有湿热下注之疾的可以经常按压。与足三里相配，对因生气而吃不下饭，有特效。

三十五、阳陵泉大筋

《取穴要点》

腓骨小头下 1 寸左右，有竖筋，左右拨动，电麻感直到脚背。

《手法操作》

拨 3 ～ 5 分钟，拨动时嘱患者活动患处，如病在体内，深呼吸或轻拍患处。

《临床主治》

偏头痛、半身不遂、下肢肌肉萎缩、膝关节炎、口苦、呕吐、黄疸、胆囊炎、肝炎等。

《常用配穴》

与丘墟穴配，治疗口苦，疗效更佳。

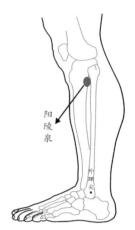

阳陵泉

外踝尖

三十六、小腿黄金线

人体小腿内侧是足太阴脾经、足少阴肾经、足厥阴肝经循行区域（阴跷脉，冲脉也应走此），足太阴经三阴交至阴陵泉是强健脾土线，足少阴经太溪、复溜是肾经精华之段，而三阴交是汇肝、脾、肾三经，且三阴经在此段呈立体交叉状态。小腿内侧集人体先、后天之本肾脾。先天生后天，后天养先天。脾统血，生化气血；肾藏精气，精血互化；肝者将军之官，主藏血、疏泄、性喜条达，与脾肾关系甚密。

从病理变化来看。《金匮要略》："见肝之病，当先实脾。"肝病易于转递到脾脏而使其生病，应当首先把脾脏功能调整过来，防止肝脏疾病的进一步发展。如果肝之疏泄不利，会引响到脾脏的运化功能。如果肾虚不足，则元阳不力，脾运化功能减弱，气血生化乏源，肾精也不能得后天之补充，出现脾、肾两虚之象。像肾病、肝病、子宫肌瘤、牛皮癣、白癜风、高血压、高脂血症、糖尿病等病都与小腿经络不畅通有很直接的关系。很多疾病从肝、脾、肾治疗，效果往往都较理想。

小腿肚可以说是人体真正意义上的第二个心脏，人体气滞血瘀往往在小腿内侧最易发生，几乎每个人在此段都有按之特痛点，即恩师周尔晋先生所说的疾病高升点。将小腿内侧高升点都找到并按压，实际上就是对自身疾病的调理、治疗过程。在一些针灸理论中，有些人将阴陵泉、地机、三阴交称为天、地、人，在董氏奇穴中，著名的天皇、地皇、人皇也在此段，并将此作为一些重大疾病的治疗穴。如果按压的话，对人体保健、治疗效果也非常好。患高血压、心脏病、脑中风、心肌梗死、脑梗死的人一定多按摩小腿。疏通小腿部经络几乎能够治疗一切内科病与疑难杂症。因此我将此段称为人体保健、治疗黄金线。

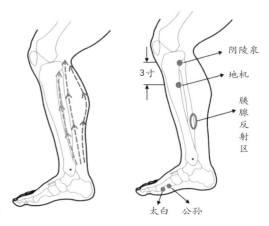

阴陵泉
地机
3寸
胰腺反射区
太白　公孙

《取穴要点》

小腿黄金线即指小腿内侧的三条阴经，顺着经络自下而上按压即可。一般只按内踝至膝盖段，若能顺经络从脚趾按到腹股沟段效果更佳。

《手法操作》

从下往上沿骨侧找痛点向骨侧挤压，痛的地方按几十下，不痛的一带而过。按压时，向胫骨方向用力。按到痛点不放过，以能耐受为度适当增加按压时间，无痛点的地方可以少按。如果连脚内侧一起按揉，会更好一些。这三条线是分条按压，没劲按也可以捶，往骨侧压。一般整个小腿按压时间在 10 ～ 15 分钟，每天坚持，必有收获。

《临床主治》

高血压、糖尿病、高脂血症、减肥、脾虚、气血虚弱、肩痛、头痛、前臂痛、抽筋、乏力、无精打采、两腿酸软等以及可以美容养颜。

《常用配穴》

与公孙穴，手部三焦经的阳池（原穴）与足反射区的胰脏（凡糖尿病患者此处都会有压之特痛的硬节）、臀部痛点、内关附近痛点搭配使用，调理糖尿病已有多例恢复正常的案例。

《临床应用》

1. 糖尿病：糖尿病这种被认为要终身服药的"病"，实际上是脾之运化功能发生障碍，当然跟肝、肾也有很大关系，每位患者在小腿内侧都会找到压之特痛点，这些痛点就是治疗点。三阴经延伸一下，公孙穴为脾之络穴，它是脾经与冲脉交会穴，按压或针刺可将冲脉气血引入脾经，增强脾经气血的运化能力，达到健脾目的。再加上手部三焦经的阳池（原穴）和足反射区的胰脏（凡糖尿病患者，此处都会有压之特痛的硬节），那么治糖尿病会有一个理想的结果。

2. 泌尿生殖系统疾病：这一大类疾病跟肾、脾、肝关系非常大。通过按压此段高升点，可以很好地治疗和调理这类疾病。

3. 肝、脾、肾三经本经病症。

4. 强健脾胃。

5. 美容养颜。

6. 此段实属人体全身对应关系，阴陵泉附近痛点可治肩痛、头痛，可参考尺泽穴的应用来理解。

此段从下往上按压，痛的地方多按。搓或拍，按压腹股沟动脉，通过练习下蹲运动也可以达到疏通小腿经络的作用。

三十七、丘墟

丘墟穴在外踝骨的前缘，是胆经的原穴。专门治疗各种上火之症，在足底反射区，丘墟相当于上身淋巴反射点。

《取穴要点》

足外踝前下方凹陷处，压痛取穴，向骨头方向用力。

《手法操作》

按压 5～8 分钟，按压时嘱患者活动患处，如病在体内，深呼吸或轻拍患处。

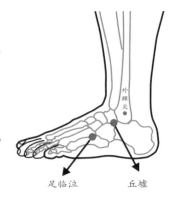

《临床主治》

口苦、偏头痛、颈椎病、胆囊炎、甲状腺结节、痛经等。

《常用配穴》

与昆仑穴、悬钟穴配，治踝关节痛、足跟痛。

三十八、解溪

足阳明胃经之经穴，五行属火。有舒筋活络、清胃化痰、镇惊安神之效。

《取穴要点》

在脚腕前面两筋之间，压痛取穴。向骨头方向按压。

《手法操作》

按压 5～8 分钟，按压时嘱患者活动患处，如病在体内，深呼吸或轻拍患处。

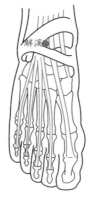

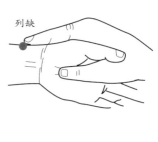

《临床主治》

扁桃体发炎、头晕目眩、脑部供血不足、心脏供血不足、胃热、肿胀、糖尿病、咳嗽喘急、头面浮肿、头痛眩晕、惊悸、化痰、安神、膝关节炎、下肢痿痹、踝关节病、手腕扭伤、垂足、癫狂、腹胀、便秘、咳嗽、肩周炎等。

《临床应用》

1. 扁桃体发炎，按压解溪穴立竿见影，是头晕目眩的解药。

2. 不仅可以放松身心，改善脑部供血不足，还可去胃热、消肿胀。

3. 治疗糖尿病。

4. 清头面之热，能够帮助改善咳嗽喘急、头面浮肿、头痛眩晕、惊悸等症，即"上病下治，头病脚治"。

5. 清胃化痰安神妙穴。

6. 膝关节炎，下肢痿痹、踝关节病、垂足等。

7. 腹胀，便秘。

8. 咳嗽，依《难经》中"经主喘咳寒热"之理，选用足阳明之经穴解溪，有明显镇咳肃肺之功效。配用肺络列缺，清肺化痰，二穴相配共理肺气，同治咳嗽。

9. 手脚腕挫伤。

10. 肩周炎。

11. 改善心脏供血功能。

《常用配穴》

配用肺经络穴列缺，止咳化痰，效果更佳。与足三里相配，治疗中风患者踝关节背屈障碍，效果明显。

三十九、昆仑

昆仑穴，此穴位为人体足太阳膀胱经上的主要穴道之一，是气血的一个大开关，膀胱经就是下水道，主后背之疾。

《取穴要点》

在外踝与跟腱之间的凹陷中，压痛取穴，顺腓骨向下按压。

《手法操作》

按压5～8分钟，按压时嘱患者活动患处，如病在体内，深呼吸或轻拍患处。按压技巧是沿脚后跟大筋下压，特痛是也。

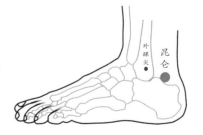

《临床主治》

头晕、头疼、头胀、眼疾、目眩、鼻衄、高血压、胃病、腹气上逆、心区满胀、肠结石、下痢、便秘、手足不温、腰痛、背痛、脊椎失衡、小腿疲劳、脚跟痛、抽筋、坐骨神经痛、颈椎病、肩背拘急、头部胀痛、哮喘、小儿痫证、难产、妇科疾病等。

〘临床应用〙

1. 头晕、头疼、头胀、眼疾、目眩、鼻衄。

2. 中暑：大力点揉昆仑，立马就好，力度越大好得越快。

3. 胃病，腹气上逆，心区满胀，下痢，通便，痛经。

4. 怕冷症。

5. 腰背的疼痛：昆仑穴是专门治疗项背痛很有名的穴道，昆仑加委中用来治疗腰背痛效果非常好。

6. 昆仑穴最大的作用就是调整脊椎的平衡。

7. 解除小腿疲劳、脚跟痛、足抽筋、坐骨神经痛。

8. 颈椎，肩背拘急。

9. 另外昆仑穴也是一个引血下行的重要穴位，因而对于头部胀痛、高血压、哮喘的疗效非常显著。

10. 治子宫疾病。

11. 曲池、昆仑二穴行气化湿，治四肢湿邪、酸麻痛胀，治疗举步难行，一动就疼得呻吟，效果很好。

〘常用配穴〙

与曲池相配，行气化湿，治四肢湿邪、酸麻痛胀，治疗举步难行，一动就痛，效果很好。腰背的疼痛，与委中合用，效果良好。昆仑穴与印堂穴配，善治脑部疾患。

四十、太溪大筋

足内踝后下方，标准太溪穴定位下 1 寸，45°方向有条筋，为经验取穴。

〘取穴要点〙

足内踝后下方，标准定位下 1 寸，45°方向有条筋，拨动会麻到足底。

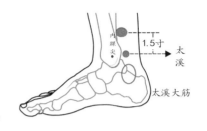

〖手法操作〗

拨3～5分钟，拨动时嘱患者活动患处，如病在体内，深呼吸或轻拍患处。

〖临床主治〗

足底痛（特效），面部疾患，月经不调等。

〖常用配穴〗

与肾俞穴、命门穴、关元穴配，调泌尿生殖系统疾病。

四十一、水泉、仆参

水泉、仆参穴同压，为治泌尿生殖系统疾病的阴阳共调之妙法，实践中，其效显著，值得关注。

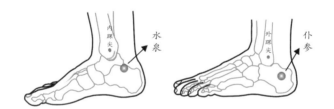

（一）水泉

足少阴肾经之郄穴，相当于人体灭火器，是人体急救大药，通经活血止痛效果神奇，一切与水液代谢失常有关的问题如经期腹胀、月经不调、男性泌尿生殖系统疾病，皆可找它治。

（二）仆参

足太阳膀胱经之穴，交阳跷脉。益气壮阳，舒筋活络，强壮腰膝。

仆参穴治足跟痛或脚后跟痛。一般中医的观念里面认为，脚后跟的问题是肾脏在管。而脚踝这边会水肿大部分是心脏的问题。全部下半身水肿的话是肾脏的问题。这些病可以找仆参穴。曾用仆参治生殖系统之疾，效果显著，后改为水泉、仆参同压，一个在阴面一个在阳面，阴阳同调，效果更佳。

1. 阴囊积水：患者，60多岁，患阴囊积水之疾，医院要求手术，在水泉穴附近找一痛点按压2天，积水消失。

2. 疝气：水泉仆参同压治疝气也算是法简效宏。

3. 有学员反馈水泉、仆参治生殖系统诸疾真的很受用，慢慢去体会。

这些部位都是实践中摸索的一些经验，给大家一些参考。

《取穴要点》

在标准穴位定位附近，压痛取穴，向骨头方向按压，若不方便两个穴位同时按压，也可分开按压。

《手法操作》

按压5～8分钟，按压时嘱患者活动患处，如病在体内，深呼吸或轻拍患处。

《临床主治》

阴囊积水、阴囊瘙痒、尿频、尿急、月经不调、疝气等。

《常用配穴》

与阴陵泉、隐白、大敦合用，治疗泌尿生殖系统疾病效果显著。

四十二、女福

恩师周尔晋先生根据其人体×形平衡法发现并命名的穴位，对所有妇科问题均有良效，实为造福女性的大穴要穴，故名为女福穴。

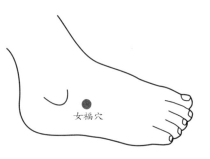
女福穴

《取穴要点》

足外踝前下方2寸左右，一般会有小鼓包，压痛取穴。按时向骨头方向用力。

按压5～8分钟，按压时嘱患者活动患处，如病在体内，深呼吸或轻拍患处。

《临床主治》

痛经、月经不调、乳腺炎、瘫痪等。

四十三、公孙

足太阴脾经之络穴，别走阳明，八脉交会穴，与冲脉相通。脾属土，主管运化水谷精微，输布周身；而冲脉则从上到下贯穿人体，与任脉并行，又与督脉相通。

所谓"冲"，就是要冲、要道的意思，《灵枢经》说，冲脉是"十二经之海"，是"五脏六腑之海"，是"血海"，冲脉之气既能上贯于头部而为阳，又能下渗于下肢而为阴。是十二经脉和五脏六腑气血的要道。公孙穴是脾经和冲脉的能量汇集点和调控中心，其作用之大，自不待言。

公孙穴是统领全身的穴位，尤其胸部和腹部的问题，比如腹胀痛、心痛、胃痛、胸痛，都可以通过公孙穴来治疗或缓解，特别是慢性胰腺炎，用此穴有治愈案例。左右拨公孙穴，治腿抽筋有特效。拨公孙，有时脾部会有电麻感，拨公孙具有松筋作用。

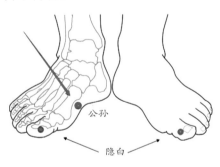

公孙

隐白

《取穴要点》

在足内侧，第一跖骨底的前下缘赤白肉际处，压痛取穴，向骨头方向按或左右拨动。

《手法操作》

按压5～8分钟，按压时嘱患者活动患处，如病在体内，深呼吸或轻拍患处。

臀部痛、慢性胰腺炎、腿抽筋（特效）、腹胀、腹痛、胸痛、心脏病、胃病、全身关节僵硬等。

《常用配穴》

与丰隆穴、膻中穴、中魁穴配，治疗呕吐、痰多、眩晕等。隐白、公孙同压，配合深呼吸，健脾，治肝胆之疾等，特别是早晨口苦，一次即效。也可以公孙配阴陵泉同压配合深呼吸，保健治疗，大家慢慢体会。

四十四、足临泣

胆经上的重要穴位。仔细在此处推按，会有一种电麻感传到第 4 趾尖，凡清晨口苦之人，每天睡前推按几十次，第二天早上会有明显效果，连续推按 1 周可保一段时间不再口苦，但口苦之疾就是胆经出了问题，因此要经常推按，可与拨阳陵泉合用。

《取穴要点》

在第 4、第 5 跖骨底结合部前方凹陷中附近，压痛取穴，一般在标准穴位定位的后 1 寸左右，按压会有痛感和电麻感。

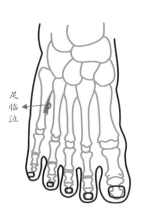

足临泣

《手法操作》

按压 5 ～ 8 分钟，按压时嘱患者活动患处，如病在体内，深呼吸或轻拍患处。

《临床主治》

口苦、偏头痛、眼疾等。

《常用配穴》

与拨阳陵泉合用，治疗口苦、偏头痛效果更佳。

四十五、冲阳

冲阳穴，是足阳明胃经的原穴，具有温阳和胃、益气化痰、安神之功效。

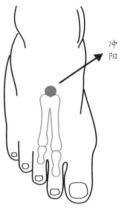

《取穴要点》

在足背最高处，当拇长伸肌腱与趾长伸肌腱之间，足背动脉搏动处，压痛取穴。

《手法操作》

按压 5 ～ 8 分钟，按压时嘱患者活动患处，如病在体内，深呼吸或轻拍患处。

《临床主治》

高热、口眼㖞斜、面肿、癫狂、胃病、足痿无力、脉管炎、面神经麻痹、眩晕、胃痉挛、胃炎、风湿性关节炎、扭伤、牙痛。

《常用配穴》

与曲池、合谷、内关、外关相配治疗高热，效果更佳。

四十六、胸腹穴

恩师周尔晋先生根据其人体 × 形平衡法发现并命名的穴位，又名胸背穴。对胸腹部各种痛症，效果明显。

《取穴要点》

足第 2、第 3、第 4 趾趾缝间，压痛取穴，左边胸腹痛取右脚，右边胸腹痛取左脚。

《手法操作》

按压 5 ～ 8 分钟，按压时嘱患者活动患处，如病在体内，深呼吸或轻拍患处。

胸腹部背部各种痛症、岔气、外伤等。

《常用配穴》

与尺泽部位和耳穴相应部位配，效果更佳。

四十七、肩臂穴

恩师周尔晋先生根据其人体 × 形平衡法发现并命名的穴位。对肩部各种问题，效果明显。

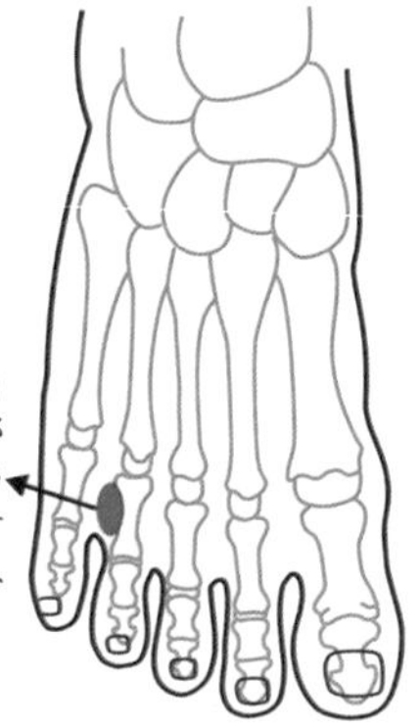

《取穴要点》

足第 4、第 5 趾趾缝间，压痛取穴，左边肩膀取右脚，右边肩膀取左脚。

肩部高升点

《手法操作》

按压 5 ～ 8 分钟，按压时嘱患者活动患处，如病在体内，深呼吸或轻拍患处。

《临床主治》

肩周炎、肩膀痛等。

《常用配穴》

与尺泽，耳穴相应部位配，效果更佳。

四十八、隐白

《灵枢·本输》："足大指之端内侧也。"

《灵枢·热病》："去爪甲如薤叶。"即足大趾趾甲廓内侧角后旁 3 毫米凹陷处。

《甲乙经》："气喘、热病、衄不止，烦心善悲，腹胀，逆息热气，足胫中寒，不得卧，气满胸中热，暴泄，仰息，足下寒，膈中闷，呕吐，不欲食饮，隐白主之。"

《杂病穴法歌》:"尸厥百会一穴美，更针隐白效昭昭。"

本穴属于足太阴脾经，是脾经之井穴，益气统血为其主要功效，常用以止血。在大脚趾趾甲旁约 1 毫米的位置。隐白穴最主要的功效是止血，对各种出血症状都能有效地缓解。

《取穴要点》

在足大趾甲根内侧附近，压痛取穴，可按压、放血、艾灸、针刺等。出血性疾病用艾灸法，效果最佳。

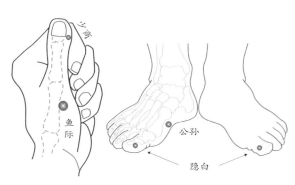

手法操作

按压 5 ～ 8 分钟，按压时嘱患者活动患处，如病在体内，深呼吸或轻拍患处。

《临床主治》

崩漏、功能失调性子宫出血、子宫痉挛、月经不调、慢性鼻炎、婴幼儿腹泻、消化道出血、腹膜炎、急性胃肠炎、小儿流口水、中风、肢体麻木、偏瘫、眼睛淤血、灰指甲等。

临床最主要的功效

1. 各种出血症、慢性鼻炎：艾灸或点掐隐白穴。脾经的循行是从脚到胸，隐白穴是其第一个穴位，它在大脚趾趾甲旁约 1 毫米的位置。隐白穴最主要的功效是止血，对各种出血症状都能有效地缓解。

2. 婴幼儿腹泻：三棱针点刺隐白穴，放血 7 ～ 10 滴，左右交替，每天 1 次。

3. 功能失调性子宫出血：中医称功能失调性子宫出血为"崩漏"。隐白穴为足太阴脾经脉气所发，脾为统血之脏，灸法施术于其处有健脾统血之效，故而该穴乃历代医家治疗崩漏的常用经验效穴。

4. 流口水：脾统领周身之津液，并不局限于血这个范畴。有些儿童甚至大人都会有睡觉流口水的情况，这是典型的脾虚不摄津液。

5.月经不调：如女性常伴有月经不调的现象，每天按摩一下隐白穴，每次5分钟，不出一个月就见效了。

6.中风后肢体麻木：本穴更能治疗中风后肢体麻木等证，同时具备明显的开窍醒神作用。中风后肢体麻木是临床上中风患者常常伴有的症状，主要以前臂至指端及小腿至趾端部位麻木为主。选用少商、隐白穴，用点刺放血的方法治疗此证，每获良效。

7.偏瘫：此穴用三菱针点刺可使下肢恢复加快，屡试屡爽，大家不妨一试。一般此穴每次连续点刺3～5下，对下肢恢复有奇效。

8.眼球瘀血：白眼球部分出现了红色的瘀血，在脚上隐白穴找痛点，发现痛点，就用大拇指从下往上推，直到不太痛了，眼睛里的瘀血没了。

9.大脚趾灰指甲：掐隐白可治好。

刺激隐白穴，通常是用艾灸的方法，就是拿一个艾条点燃，灸这个穴位。如果没有艾条，也可以用一根香烟来代替，同样有止血的效果。如果用指甲掐这个穴。可用指节尖点它，或者找个细一点的按摩棒来点按，效果都很好。点压时间越长越好。

隐就是藏的意思，本穴属于阴经，犹潜龙之隐，位于足大趾内侧端，去爪甲角一分许，这个地方皮肤常常隐白肉，因而名之，是脾经之井穴，益气统血为其主要功效，常用以止血。除统领五脏六腑外，脾最主要统领还是全身之血液与津阴，所以隐白穴所止之血并不局限于脾经，而是全身皆可。

隐白为脾经井穴，理脾统血而止崩漏，可驱散脏腑寒邪，治脏寒结聚，温脾祛水湿，运脾土，利水湿，治咳逆而升陷阳，补脾益肾中下焦寒隐白理。

关于隐白穴，曾有前人说为千古之秘。

《常用配穴》

与大鱼际同压止血效果更好。若腹部出血，则与第4、第5指缝腰腿点同压。与少商配用点刺放血的方法治疗中风后四肢麻木，每获良效。

四十九、足跟痛点

脚跟与人体的肾经、膀胱经以及大脑关系密切。另外人的免疫激活区、长寿反射区、盆腔反射区、生殖器、输卵管、前列腺等反射区也在脚跟的区域。脚跟是精气的总集点，刺激脚跟就可以补助肾气。

人有四根，即鼻根、乳根、耳根、脚跟，鼻根是苗窍之根；乳根为宗气之根，耳根乃神机之根，而脚根系精气之根，鼻、耳、乳仅是人体精气的3个凝聚点，而脚跟是精气的总集点，是精气的总根，是根中之根及精气的启动器，在用任何方法之前，如果把这个启动器打开，可以事半功倍。

《取穴要点》

在脚跟后面和两侧的赤白交际处，压痛取穴，向骨头方向用力。

《手法操作》

按压5～8分钟，按压时嘱患者活动患处，如病在体内，深呼吸或轻拍患处。艾灸时，注意不要烫伤和用火安全。

《临床主治》

前列腺炎、阳痿、早泄、盆腔炎、月经不调、失眠、坐骨神经痛、腰痛、颈椎病、后头痛、怕冷畏寒、足跟冷痛、下肢浮肿、脱发、脑梗死、脑出血、老年痴呆、脑肿瘤等。

《刺激作用》

刺激脚跟就可以补助肾气，以促进肾气的通阳气化作用，可以治疗男科疾病、妇科疾病、失眠、坐骨神经痛、腰痛、颈椎病、头痛头晕等。

可以促进脑部的气血循环。

《刺激方法》

1. 踮脚：踮脚运动的方法是双足并拢着地，用力抬起脚跟，然后放松，重复20～30次。

2. 勾脚尖：两腿并拢伸直，将脚尖一勾一放，可两脚一起做，也可进行单脚练习。每次做20～30下，速度自我调节。

3. 敲击：坐在凳子上，以脚跟击打地面，或用小木槌击打脚跟，直到脚后跟发热为止。此法较为简便，安全。对头晕头痛等功效非凡。此法曾传于十几位头晕患者，如法操作，症状皆除。

4. 按压：在脚后跟赤白肉际一线找痛点按压。每点按压150～200下。

5. 压脚背、蹲脚跟：调理三阴三阳。

6. 艾灸法：可直接对着脚跟痛点处悬灸，比较简便的是花盆灸。买一可放下两脚大小的陶瓷花盆，盆沿包上旧毛巾以免太硬太凉不舒服，盆底放上适量的艾段，点燃后，坐着或斜躺把两脚放在盆上，再盖一旧浴巾于脚上，一来可以避免艾烟直冲眼前，二来可以控制进风量，进而控制艾条的燃烧。一般灸40～60分钟为好，艾条燃完可以再加。边看书边灸，一举多得。

《常用配穴》

与百会、肚脐、大趾痛点、足底相应反射区相配，通调全身疾患。

五十、踝骨下正中痛点

脑部疾患，此点必痛不可触，此点是治脑疾的一个高效点，可与大趾、百会合用。

《取穴要点》

内外踝垂直向下在足底正中的交接处，压痛取穴，大约在足底反射区失眠穴附近。

《手法操作》

按压5～8分钟，按压时嘱患者活动患处，如病在体内，深呼吸或轻拍患处。

《临床主治》

失眠、头痛、脑梗死、脑出血、癫痫、大脑供血不足、高血压等。

《常用配穴》

与大趾痛点、百会合用，治脑部诸疾。

五十一、足大趾痛点

足大趾汇集少阳、阳明、太阳、三焦、厥阴、太阴、少阴、冲脉7脉，是元气所聚之处，三阴三阳经的发源地，足大趾主脑，统领整个全头，是个非常重要的部位。

《取穴要点》

在大脚趾压痛取穴，向骨头方向按压。

《手法操作》

按压5～8分钟，按压时嘱患者活动患处，如病在体内，深呼吸或轻拍患处。

《临床主治》

脑梗死、脑出血、老年痴呆、脑肿瘤、头痛、高血压、低血压、鼻炎、打鼾、三叉神经痛、颈椎病等。

附：①大脑、脑垂体反射区；②额窦；③三叉神经反射区；④上下颌；⑤小脑和脑干反射区。

《临床功效》

1. 垂体在大趾正中间，这个位置是脑垂体反射区，它是内分泌系统的司令官，调整垂体自身功能失调及调节人体的内分泌。皮肤干燥起皮，长痘痘，容易发脾气，女同志月经不正常等，这都是内分泌的问题。另外，脑垂体反射区还管长个儿。长高个儿的秘诀，在脑垂体和生殖腺的反射区，每天点按一百下。

2. 在大趾腹的根部，这个地方对应的是小脑和脑干。如果一个人脑栓塞，一般的是从脑干开始，血堵住了，上不去，按压此处，即可调理。按摩大趾头的小脑和脑干，有助于改善小脑萎缩及小脑、脑干功能失常，身体共济失调等。

3. 痴呆线的位置在大趾腹外侧，也就是挨着二脚趾的那个地方有一条棱线。如果大趾腹外侧有肉向二脚趾的那个地方凸，说明脑供血功能有障碍。

按摩此处可防治高血压，远离中风痴呆。

4. 大趾背面，治血栓、鼻炎、三叉神经痛。

5. 大趾的根部两侧是颈椎，按摩可治颈椎病。也是血压反射区所在，在两侧找痛点按压可使血管扩张、血压下降。采用自我按摩可调节大脑皮质功能，改善脑内血液，循环，扩张微血管，从而降低血压，防止动脉硬化。

对大趾脑穴、脑垂体、小脑、脑干等按压，取最痛点多按，先充分调动大脑平衡力，然后，若要治心，则按足底心，治肝则按肝胆反射区，依此类推。这是治脏腑疾病的很好方法，再加上相应经络的原穴或合穴，以及百会穴则更好。此法可归纳为：大趾、百会、足底内脏腑反射区、相应经络原穴或合穴。

《大趾按摩法》

1. 大趾脑穴按摩，加对应足底相关部位等。对大趾脑穴、脑垂体、小脑、脑干等按压，取最疼点多按，充分调动大脑平衡力，如果要治心，则按足底心，治肝则按肝胆反射区，如此类推，这是治脏腑疾病的很好方法，加上相应经络的原穴或合穴，以及百会穴则更好。此法归纳为：大趾、百会、足底内脏腑反射区、相应经络原穴或合穴。

2. 对整个大趾进行按压，找出最痛点多压。

3. 百会、肚脐、大趾同压，调全身。

4. 大趾与大拇指加百会，效果会更好。

《常用配穴》

与百会、肚脐、大拇指、足底相应反射区相配，通调全身疾患。

五十二、上肢理筋法

手部理筋，抓腋窝的方法，这是根据王一丁老师的河图按摩法整理的，用起来十分顺手。要感谢王一丁老师的大爱。

上肢理筋法对治疗上肢扭伤，风寒，劳损疾病等多数能快速起效。对于病程长的，须配合点穴治疗，运用尺泽或曲池。

下肢理筋法对治疗神经性腿疼，腿麻，扭伤等腿部疾病效果显著。如果能与按压股动脉法结合，更好。

对股骨坏死，脑部疾病也很有效，但要配合其他点穴，如阴陵泉、尺泽及配腰腿点。

《操作方法》

1. 用拇指、示指掐捏患者手指甲根部，依次为拇指、示指、中指、环指、小指，每指掐捏 9 次。

2. 用示指、中指夹住指头往指尖方向捋，每指 9 次，指头两侧，正反两面都捋。

3. 一手捏住另一手指头，牵扯露出筋（手背），用大指面推至手腕依次拇指、示指、中指、环指、小指，每指推 15 次。

下肢理筋法与上肢理筋法操作相同，有立竿见影之效。力度，不要太用力、不要弄破皮肤。

五十三、手足缝

掐手指缝脚趾缝的招太神奇了，除了可以解决喉咙痛以外，还可以解决口腔溃疡，牙痛几分钟就不痛了。那些蹼都有个痛点，平时有空就掐，冬天手也热呼，还是养颜穴，嗓子有痰咳不出，掐到第二个指缝就出来了，其实掐的就是八邪穴，八风穴。

八邪穴别名八关大刺穴、八关穴，可以祛风通络，清热解毒，舒筋活络。

《临床主治》

烦热、头痛、项痛、咽痛、疟疾、毒蛇咬伤、破伤风、鹅掌风、手指麻木、手指拘挛、手背红肿、脚气病（维生素缺发症）、脚背红肿、足跗肿痛、脚弱无力、足背麻木、足趾青紫症、头痛、牙痛、风湿病、妇女月经不调、胃痛等。

八风在足背侧，第 1～第 5 趾趾间，趾蹼缘后方赤白肉际处，一侧四穴，左右共 8 个穴位。

八风穴属经外奇穴，在《针灸集成》中又名"阴独八穴"，在《曹氏灸经》中又名"八冲"。出自《素问·刺疟》篇："刺疟者，必先问其病之所先发者，先刺之。先足胫酸痛者，先刺足阳明十指间出血。"当时是有位无名。

患者正坐位或仰卧位，于足五趾各趾间缝纹头尽处取穴。

《临床功效》

祛风通络，清热解毒。

八风穴配八邪治疗末梢神经炎，中风后遗症（半身不遂）；上肢痹证用八邪配曲池、手三里；下肢痹证可用八风配解溪、足三里；八风穴配用足三里、三阴交、阳陵泉治疗湿脚气、关节肿痛。

两穴作用相同，上下同压，畅通气机。

风为百病之长，治风，只须随手一掐，你可以试试！

《针灸大成》："八风八穴，在足五指歧骨间两足共八穴，治脚背红肿。"

《针灸集成》："阴独八穴，主妇人月经不调，须持经定为度。"

《针灸孔穴及其治法便览》："八冲，奇穴。主治交杯红肿、脚气；亦治头痛、齿神经痛、间歇热、肺出血。"

《千金方》："凡脚气初得脚弱，使速灸，……其足十趾去趾奇一分，两足凡八穴，曹氏名曰八冲，极下气有效。"

五十四、开胃法

这个方法我实践过后，体会很深，就告诉大家。

1. 气冲与公孙同灸：强力开胃法。无胃口的患者，同时灸气冲公孙穴，都能取得非常强大的开胃气的效果。故灸两穴为救命之穴也。能开胃气就能为进一步治疗争取宝贵的时间。曾治一小孩，一周没吃东西，灸一次进食，一次至少 2 小时。

气冲可用三孔灸盒横放着灸，随身灸温度欠佳，公孙悬灸，这是救命之法。

2. 按然谷穴：找这个穴按按看有什么反应，两侧穴都按 10 分钟后再说。会针的用针扎，两侧取穴，按得好的话胃部暖暖的，口水会增多，半小时左右就有饥饿感，然谷是肾经的火穴，平衡水火。肾为胃之关，光吃还不行，还得消化，得靠脾运化，这里的反应痛的话，说明脾阴虚衰，按揉到不痛。太白穴向下 1 寸左右是接地气的位置，好好按揉，这里还治大脑。然谷和这个位置经常按揉，对脾胃有很大的好处。

五十五、耳穴精要

耳穴治疗现在已为大家所熟悉，恩师在人体 × 形法中大量运用耳穴，我认为有一定的深义。耳穴取穴简单，效果非凡，有"四两拨千斤"之妙。恩师称之为"耳穴先锋论"，从应用实践来看，耳穴一方面有极强的反应疾病与证候的功能；另一方面又有极强的治疗功能，既是反应点又是治疗点，下面谈谈具体的应用方法。

（一）取穴

棒压、指压、贴压等都可以，方便安全为要。

（二）了解穴位功能

1. 对应穴：即五脏六腑、身体各部相应之穴位，这是直接的治疗穴位，身上哪里有问题就压哪里，效果往往立竿见影。

2. 特定穴：指对某一种病有特定的诊断治疗功能的穴。如风溪穴诊治过敏性疾病，结核点诊治结核病等。

3. 神经系统穴位：包括脑干、脑点、皮质下、太阳穴、额、枕、顶、兴奋点、神门等。

4. 内分泌系统：内分泌、肾上腺、胰腺、前列腺、乳腺等。

5. 消炎穴：神门、肾上腺、内分泌、皮质下、枕、交感（治内脏疾病）。

（三）取穴应用

1. 根据相应部位取穴：内脏腑、肢体等发生病变在耳郭相应部位都有压痛点（或反应点）可作取穴治疗根据。

2. 根据中医理论辨证取穴：肝与胆、心与小肠、肾与膀胱、肺与大肠、脾与胃互为表里而取穴，肝开窍于目，心开窍于舌，脾开窍于口（唇）、肺开窍于鼻、肾开窍于耳；肝主筋、心主血、脾主肌肉四肢、肺主皮毛、肾主骨；肝与大肠通、脾与小肠通、肾与三焦通；心与胆通；肺与膀胱通；心包与胃通。五行取穴：水生木，木生火，火生土，土生金，金生水，及水克火，火克金，金克木，木克土，土克水，等等。

3. 根据耳穴功能取穴：耳穴的功能和作用是通过疏通经络、调和气血、温经祛风，平衡阴阳等而起相互调节和双向调节作用的。皮质下有调节大脑皮质的兴奋与抑制作用，因而神经系统疾病皆可取皮质下，内脏病痛取交感。"枕"与"神门"二穴有镇静、止痛、消炎、止痒、祛风止眩、止咳平喘功能，可治各部位的炎症、痛症、皮肤瘙痒、失眠、头晕、眩晕等症。"枕"与"交感"二穴同用，有清热解痉、消炎止痛、调节交感神经和副交感神经的作用，可治各内脏腑痛症。

4. 根据经验取穴：如神门、皮质下、热穴及相应部位能治扭伤，久病体虚取"肾穴"等。

（四）耳尖穴

耳尖历来均作为治目疾与偏头痛的常用穴，据周楣声的实践证明，耳尖对全身各个系统与各种疾病均可应用，多采用麦粒灸，快速点灸或刺血，按照其效果快慢与大小，列举如下：

1. 对全身各部的扭挫伤，尤以下肢的扭挫伤与血肿更为有效。远非其他方法所比。

2. 多种化脓性与非化脓性炎症，不仅只限于急性结膜炎，还有扁桃体炎、腮腺炎、各种脓肿及蜂窝织炎等，其效果不亚于各种抗生素。

3. 消化道病诸如胃炎、肠炎、细菌性痢疾、胃脘痛、肠绞痛、肝炎与肝区痛，莫不包罗在内。

4. 心血管病，如心律失常、急性心力衰竭以及高血压与高血压性头痛等，较之药物如速效救心丸收效更速。

5. 治疗呼吸系统病如外感咳嗽、急性气管炎以及支气管炎等，对于大叶性肺炎也可作辅助治疗。

6. 泌尿生殖系统病，如肾绞痛、尿道炎、睾丸炎等，效果均皆优异。

7. 术后疼痛预防与控制感染，其作用不可忽视。

8. 关节及运动系统病，急性病例效果亦佳。

9. 对慢性病例效果则不显效。

还有未被发现的特殊作用，有待观察。

歌曰："左右耳尖，全身百病可祛。"点刺出血或直接灸，对全身百病均可收效，特以右耳尖为必取。

（五）临床应用举例

1. 民间应用经验：

（1）灸耳尖治眼生翳膜。

（2）手摩耳轮，不拘遍数，治不醒。

（3）人患癣症，耳上会出现红丝，刺破出血可愈。

（4）治卒患偏风，口㖞语涩、摩耳垂，左摩右、右摩左，症即止。

（5）以拇指、示指提小孩耳尖若干次，又扯两耳坠若干次能治疟疾，亦治寒气，退热，除疾。

2. 本人治验：以下是我运用耳穴的真实病例。列举出来供参考。

（1）高血压：每周耳尖刺血两次，2 周后每周一次，1 个月后血压正常，后每半月一次，效果稳定。

（2）失眠：治失眠最特效的穴位。肾开窍于耳，《素问·金匮真言论》说"心开窍于耳"，心肾皆开窍于耳。又少阳经也绕耳入耳。因此，耳尖刺血除了活血化瘀以外，可以镇定祛风，交通心肾。

（3）发热：耳尖刺血治发热是我常用的方法之一，效果非常好。

（4）腮腺炎：耳尖刺血一次即可。

（5）咽喉肿痛、眼痛、目赤、麦粒肿一次大效。

（6）中暑：耳尖刺血一次即解。

（7）皮肤瘙痒、面部痤疮效果也不错。

（8）肝痛昏迷。

（9）腹泻：腹泻时只要手捏上颌、下颌 10 分钟一次即可。这是恩师周尔晋先生的伟大发现，我临床只取上颌、下颌治腹泻，效果十分理想，说明上颌、下颌对肠道的清理修复功能十分显著。在治疗慢性肠炎时，足三里、三阴交加上颌、下颌，使治疗效果更为突出。

（10）咽喉肿痛不适：可用耳肺穴治。有一次我因饮酒导致咽喉肿痛，吞咽困难，按手穴稍好一些，考虑到肺主气管、咽喉，按压了耳肺穴，当即咽喉不痛了，吞咽了一下没问题，一分钟不到，竟无任何不适。后来，我碰到咽喉肿痛的患者，只压耳肺穴，十几秒时间，症状立即缓解，这可能是治咽喉肿痛最快的方法。压时嘱患者作吞咽动作，患者自压效果一样。

（11）耳中：止鼻血，这也是无意中发现的。

（12）皮质下：高热，腰椎复位。

（六）保健

1. 鸣天鼓：两手掌心紧按两耳外耳道，两手掩耳，即以示指压中指上，弹脑后两骨做响声 24 下。然后掌心掩按外耳道，手指紧按脑后枕骨不动再骤然抬离，这时耳中有放炮样声响，如此连续开闭放响 9 下。以上算作 1 回，每次可作 3 回，每天可作 3 次。

2. 全耳按揉：每天一次全耳按揉 10 分钟，可说是做了一次全身按摩，随时可做，无技术要求。

五十六、肩胛骨边按摩经验

常见武打片在肩胛部输真气治疗伤痛，经验证此处大有学问。

1. 左肩胛骨左上缘压痛点，按压 5 分钟治咳嗽有神效。

2. 咳嗽神效点向里一点，此处大多人压痛厉害，按压此处，顿觉四肢灵活不少，对于手麻、肩周炎都有好的效果，很多人按此处整个手臂都酸软了。

3. 肩胛骨下端如膝关节不利，此处痛，小腿发软及酸痛者这里也痛，对整个下肢有一定的作用。

4. 下端近腋窝部位压痛可治肾脏疾病，此穴配仆参稍后一点压痛点、手腹痛点对心脏类疾病、胃肠疾病、肾脏疾病有意想不到的疗效。

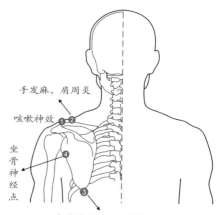

手发麻，肩周炎

咳嗽神效

坐骨神经点

膝关节不利，小腿发麻及酸痛

第三章 身体各部位的调理治则

一、头部的调理治疗

1. 头部的疾病总的来说以快速改善大脑供血状况为主，可以通过以下穴位来实现：①大拇指、大趾腹痛点；②脚后跟；③耳后高骨下大筋、颈前大筋；④风府，风池；⑤印堂；⑥踝骨下正中痛点；⑦耳穴的脑干、脑点、皮质下、枕；⑧百会；⑨拇指末节背面中点，对头痛有奇效。

具体操作

（1）大拇指，大趾腹痛点。

（2）脚后跟。

（3）耳后高骨下大筋，颈前大筋。

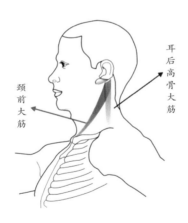

（4）脑后痛点，风府，风池，脑特灵点（脑动脉点）在枕骨头下面的颈项两大筋之间。

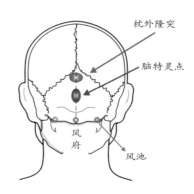

（5）印堂。

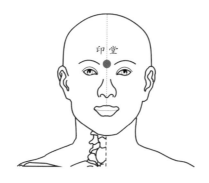

（6）踝尖下足底正中痛点。

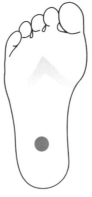

踝骨下正中痛点

（7）耳穴的脑干、脑点、皮质下、枕。

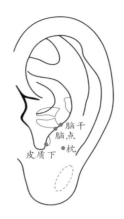

（8）百会。

（9）拇指末节背面中点对头痛有奇效。

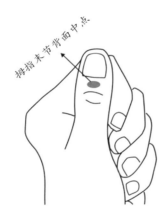

2. 头痛具体可分为全头痛、前头痛、后头痛、头顶痛、偏头痛，一般脚部取穴优于手部。

（1）可参照手穴的几个头点在脚趾部相应处取穴棒压，效果往往立竿见影，脑部受重击引起的疼痛也可这样取穴。

（2）在大脚趾腹找痛点按压，效果也很好。

（3）取耳穴脑干、脑点也是显效。

（4）按压耳后骨旁及枕骨下沿也会有立竿见影之效。

（5）点按尺泽配相应部位也是不错的选择。

（6）具体讲来头痛，几乎是每个人一生中都会遇到的问题，紧张焦虑，抑郁暴躁，脾胃积食等诸多因素都可能引发头痛。所有头痛都与"气"有关，可以从太冲穴揉到行间穴来缓解，然后根据具体情况做如下选择：

1）全头痛：用百会、涌泉和足跟前部痛点（踝骨尖正下方脚底，此穴为治脑部疾病的高升点）。

2）头顶痛：属厥阴经病，先从肝经论治，或针刺百会穴。或按涌泉穴。

3）偏头痛：一般说来是胆经问题，取对侧合谷穴，拨阳陵泉（右），如果有恶心、呕吐则压内关、少府。来无影去无踪的偏头痛，多与三焦经有关。三焦经肘部的清冷渊、天井穴，以及手腕部的外关穴，手穴偏头痛特效点都是偏头痛的特效穴。在三焦经按摩或者刮痧，可有效调整内分泌失调，对调节长期情志病极为有效，对各种头面部疾病，以及围绝经综合征都有特效。

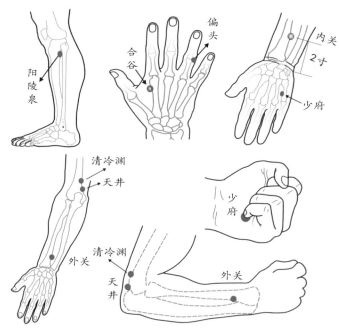

4）耳朵上部痛：若疼痛发生在头两侧，即耳朵上部，就在胆经按摩，例如胆经的风池穴、阳陵泉穴等均可。

5）太阳穴痛：首先就可以按摩太阳穴，如果不能缓解，则可以按摩胆经的风池穴、阳陵泉。或者按摩胃经的头维穴、陷谷穴，它同时对眉棱骨痛和头痛如裹都有效。

6）一侧头痛：中医理论中有所谓的"左肝右肺"之说，并由此会诱发一侧的头痛。

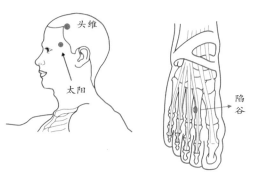

经常出现左边的偏头痛一般跟肝血不足有关，这种现象在经期刚过的女性身上比较常见。经期偏头痛在头维刺血则有立竿见影之效。肾经的筑宾穴（同时也是奇经八脉中阴维脉的郄穴，临床多用于及时缓解所出现的血症，血虚当然也属于血症的一种），可以有效缓解左侧头痛的状况。另外，肝血不足也可通过按摩肝经的曲泉穴（合水穴）来调理。

如果经常出现的是右边的偏头痛，一般跟肺气不降也有关，可以通过按摩肺经的尺泽穴和肾经的复溜穴来调理。

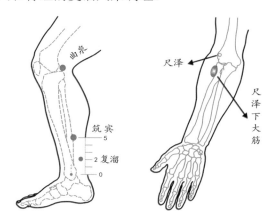

7）前头痛、额头痛：压中脘 1～3 次可痊愈，"头面之疾针至阴"至阴穴也很好。

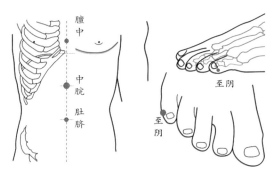

8）眉棱骨疼痛：则在阴陵泉穴下找痛点压。

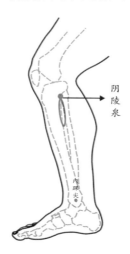

9）前额和眉棱骨痛：一般属于胃经的病症。从第 2、第 3 脚趾趾间的陷谷穴向内庭穴方向按摩几分钟即可缓解。另外，按摩脾经的公孙穴（络穴治表里病症），或者膀胱经的京骨穴也可有效缓解眉棱骨痛。

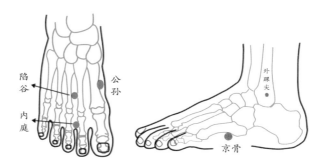

10）后头痛：是膀胱经问题，按束骨、委中都行。按摩小肠经的后溪穴，可以治后头痛、颈椎病、落枕和情志病。另外，膀胱经的京骨穴也可，敲击脚后跟也很有效。

11）头痛如裹：可以先按摩脾经的阴陵泉穴。另外，按摩胃经的头维穴也可缓解。

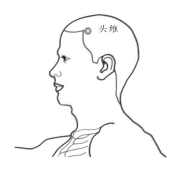

12）头颈僵痛：可试试肺经的列缺穴，"头项寻列缺"。

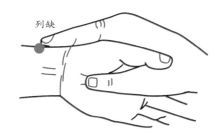

13）肾虚头痛：肾阴虚和阳虚都有可能诱发头痛。

14）肾阴虚头痛：主要表现为头脑空痛，头晕耳鸣，腰膝无力，舌红脉细；肾阳虚头痛，主要表现为头痛畏寒，四肢不温，面色白，舌淡，脉沉细。无论阳虚还是阴虚，都可以通过经常按摩肾经的穴位复溜、太溪等得到改善。

15）瘀血头痛：当头部内有瘀血的话，主要症状是经常出现顽固性头痛呕吐，请您一定要及时就医，查明原因。

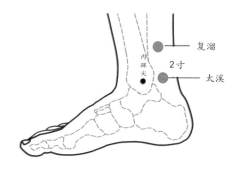

（7）脑瘤：得脑瘤不见得会痛，它呈现的症状是全身抖动、颤动，眼

睛往上吊，主要是按压大拇趾痛点、耳穴脑干、整个小腿内侧痛点、脚后跟稍向中痛点（踝骨尖正下方脚底）、期门、章门以及捏脊。脑病从肾治，水泉、仆参同压为补肾阴阳同调之妙法，压百会、涌泉亦是正法。

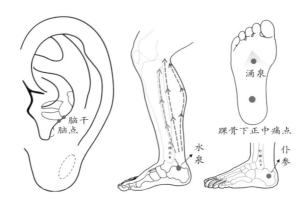

（8）太阳、头维、风池三穴几乎对任何头痛、眩晕都有特效。

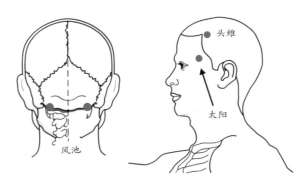

（9）耳聋：中间有病四边平，在耳四周找痛点按压，尤其是耳后高骨下大筋为重点。疏通三焦中渚、外关（两穴同压），上臂清冷渊附近痛点，悬钟穴附近痛点按压引浊气下行。一则医案：患者女，39岁，左耳突发性耳聋。在医院治4天无效，问医生，说很难治好，问同病区病友，都说没效果，毅然出院。因是老乡，关系不错，找到我。手诊发现，肝胆气郁，问是否熬夜过多。答春节期间夜里打麻将没有休息好。肝肾受损。擦耳垂，听不到声音，感觉木木的。一次手法好了八成，能听到声音和说话的内容，第二天如法再治一次，正常了。为彻底解决后顾之忧，灸八髎补肾，灸脾俞、胃俞，灸盒温灸2小时。

二、面部的调理治疗

心主华面，与心有关。经络所过，主治所及，面部有督脉、任脉、足阳明胃经、手阳明大肠经、足少阳胆经、足太阳膀胱经、手太阳小肠经、手少阳三焦经经过。

（一）特效穴位

1. 耳后高骨痛点、面部痛点、枕骨下沿痛点。

2. 尺泽、三阳络、支正、合谷、足三里。

3. 阴陵泉、隐白、少海、阴郄。

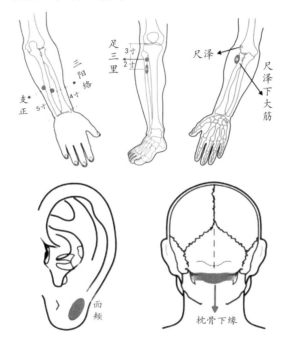

（二）具体应用

1. 面肌痉挛：健侧对应点，耳穴面颊区，尺泽、足三里、三阳络、支正、枕骨下沿痛点、脚背面部区痛点、阴陵泉、隐白、少海、阴郄。

2. 面瘫：健侧对应点、病侧脑后对应点，风池、脑后眼点、合谷、足三里、脚背面部区痛点、耳穴面颊区，眉左中右三点，艾灸耳洞。

3. 三叉神经痛：耳后高骨痛点、枕骨下沿痛点、健侧对应点、少海、阴郄、阳陵泉、足临泣、足三叉神经反射区。

4. 青春痘：阴陵泉、隐白、少海、阴郄、太溪大筋、耳后高骨下大筋。

注意不要受风寒，尽量不用含有刺激性的化妆品。每天把手搓热进行浴面，是一个很好的保养方法。

（三）具体操作

1. 面肌痉挛、面瘫：一般在健侧对应取穴按压，耳穴取面颊，然后尺泽配足三里；面肌痉挛取三阳络，支正，亦有效。面部之疾，取胃经相当重要，刺激脚背也是一个不错的选择，而枕骨下沿的痛点刺激也很有效。

三叉神经就是肝胆神经，面部神经主要是胆经控制。

2. 面瘫按摩方：单侧，对应点颊车，病侧后部对应点，风池（口），后眼点（眼），合谷、足三里（强气血），脚面部区，耳垂面颊区，眉毛不能动，在眉左中右三点按压。双侧，按轻的一侧，艾灸耳洞。

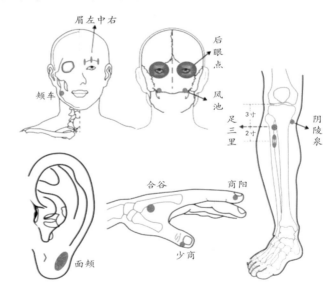

3. 口腔溃疡：主要按压大腿内侧正中痛点，地机穴、劳宫、内庭，主要是左肝经。

巨阙——口腔溃疡不再有。按揉或拍涌泉 200 次。

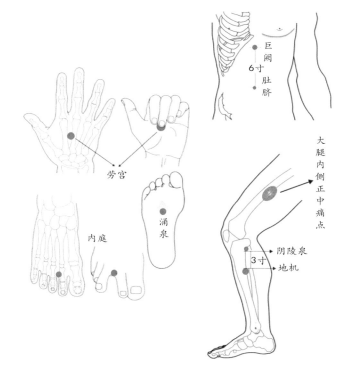

三、眼部的调理治疗

（一）常用穴位

眼部疾患与肝、心有关。这些都可作为治疗眼疾的可选之穴：①眼部疾患，可在脑后与眼对应部位找到压痛点；②点按风池，向眼部方向顶推；③脚反射区眼；④耳穴目1、目2、新眼，耳尖刺血；⑤手穴眼；⑥足临泣；⑦按揉涌泉穴左右各100下，膝盖骨200下；⑧眼疾与肝密切相关，按大腿内侧正中痛点是治好眼疾的关键。

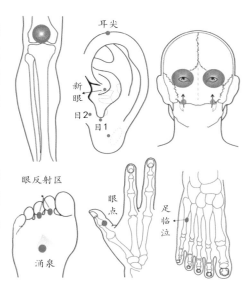

（二）具体运用

1. 睑腺炎（麦粒肿）、红眼病：在耳尖刺血，双中指、趾刺血。

2. 眼生翳膜：三间、养老、光明、大腿内侧正中痛点可取。

3. 老花眼：养老、小指掌根部、申脉、金门取之特效。"久视伤血劳于心"。拨按心经上的硬节痛点，肝俞、肝之募期门，大腿内外侧近膝处痛点。经常揉下眼眶一圈里的结节可促进眼部血液循环。

4. 眼睛痒：极泉或眼睛周围一片痛点。

5. 视网膜炎：压心经，尤其是极泉配太溪。

6. 青光眼：内关、行间。

7. 上眼睑下垂：申脉、照海同压，公孙。

8. 眼睑痉挛：三阳络、支正。

9. 白内障、眼疲劳：大骨空，愈痛效果愈佳。

10. 面瘫眼不能闭：光明。

11. 眼睛黄斑：由趾尖到脚后跟搓脚心5分钟。

经常上网的人，随时可以做以下动作：

（1）抓腋窝（调肝心，肝有邪，其气留于两腋）。

（2）脑后与眼对应部位的小窝窝（找到痛点随时可做）。

（3）用示指或中指按压拇指上3个相邻接的穴道明眼、凤眼、大骨空。明眼、凤眼能够改善眼睛疲劳和急性结膜炎，大骨空则可改善一切有关于眼睛的症状。平时眼睛容易疲劳的人，每天要刺激这三个穴道两次。这是个简单的按摩方法，随时可自行操作。每天做，一般一周之内必有惊喜，也请大家积极反馈。

（4）艾灸大骨空、小骨空穴，各10分钟。有眼疾的，如此治法，效果你可以体会。

（5）眼眶四周找痛点按压，中间有病四边平，在眼眶周围找压之特痛点揉。这是治

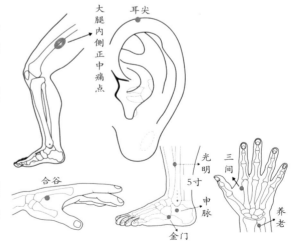

眼疾最简单快捷的方法。

（6）熨眼法：全身放松，此法最好坐着做。闭上双眼，然后快速相互摩擦两掌，使之生热，趁热用双手捂住双眼，热散后两手猛然拿开，两眼也同时用劲一睁，如此 3～5 次，能促进眼睛血液循环，增进新陈代谢。

（三）具体操作

1. 视网膜炎：压心经，尤其是极泉可配太溪。

2. 眼睛很痒：按极泉或周围一片痛点。

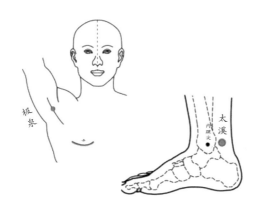

3. 青光眼：按内关、行间。

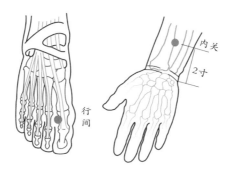

4. 上眼睑下垂：申脉、照海同压，按公孙。

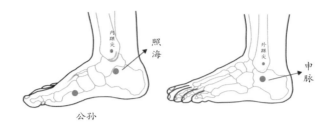

5. 眼睑痉挛：按三阳络、支正。

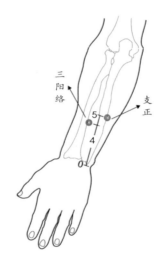

6. 白内障、眼疲劳：按大骨空，愈痛效果愈佳。

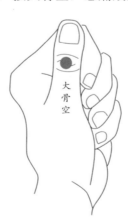

7. 麦粒肿：双中指、双中趾刺血，耳尖刺血有特效。

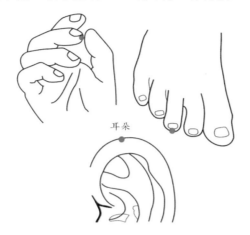

8. 面瘫眼不能闭：按光明。

9. 近视：眼眶周围找压之特痛点。

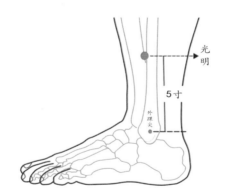

四、鼻部的调理治疗

鼻跟肺关系密切，鼻是肺的门户，鼻部的问题从肺治，阴病阳治。大肠、足底肺反射区痛点，如无痛点则在五行相关经络脾之阴陵泉，子病母治，传统的穴位合谷、通天，灸上星、风池，都是鼻科大穴，以上穴位都可以用。

治疗时，根据具体情况取穴，左鼻孔对右少商（或商阳），右鼻孔对左少商（商阳），以示指、中指循两鼻孔推至百会穴两边找痛点按压，在脚面太冲部位找鼻的反应点。

如果是鼻息肉则要压手部胃肠点。鼻翼两侧可摸到结节，很痛，把结节揉开。鼻炎跟胃关系也很大。

以下为常用特效穴位：

1. 鼻炎特效穴：位置在我们的上臂。取穴方法为手臂伸直成立掌，扭转头部鼻尖接触上臂的部位即是（注：鼻炎特效穴在天府穴附近）。

2. 陷谷：鼻不通气，直通鼻。

3. 迎香：指搓热点最好。

4. 手三里、前谷：善治鼻病。

5. 隐白：治慢性鼻炎。

6. 手背无名指掌指关节最高点：治各种鼻炎均有效，治鼻塞立竿见影。

7. 孔最穴：也是鼻炎必用穴位。

8. 尾骨两边痛点刮开，这是治鼻相当重要的部位。

9. 委中穴部位压痛点。

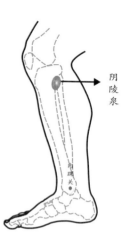

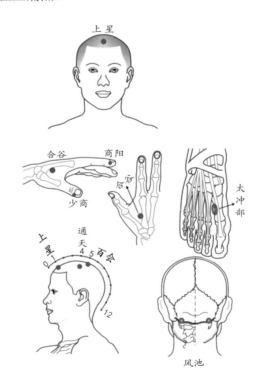

五、咽喉的调理治疗

（一）常用穴位

常用穴位主要有耳肺穴、尺泽、复溜（或照海）、耳穴咽喉、手穴胃肠点、太冲、照海、筑宾（太溪上5寸）、合谷、少冲、水突、解溪、然谷、少商、商阳、三阴交、阴郄等，传统穴位列缺、照海和少商、商阳放血可很快治愈咽喉疾病。

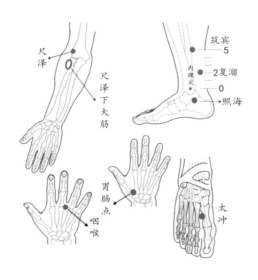

（二）具体操作

1. 急性的咽喉肿痛：耳肺穴，十几秒即可缓解疼痛，压时嘱患者舌头搅口腔产生唾液，吞下即解，耳尖刺血也很好。

2. 慢性咽喉炎：以耳肺穴、尺泽、复溜（或照海）加耳穴咽喉、手穴、脚反射区咽喉则更好。支气管炎则以同样方法治疗。

3. 咽喉息肉：则加手穴胃肠点。

4. 扁桃体炎：太冲，照海。

5. 化脓性扁桃体炎：筑宾（太溪上5寸）。

6. 喉痛、支气管炎、扁桃体炎：合谷、少冲。解溪非常好用，水突穴向上推按。

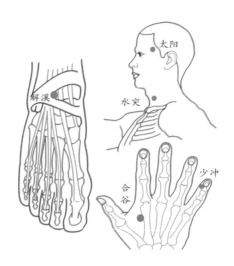

7. 咽喉痛：小指甲盖后的横纹中点，然谷。

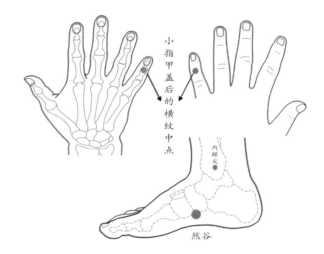

8. 牙龈肿及连耳道和头皮跳疼：压太阳穴后一个小凹陷，10分钟疼止。在每个脚趾底部，特别是第2趾底部找痛点按压，对牙龈肿痛有立竿见影之效。

9. 咳嗽：有痰压肺经尺泽或少商；无痰压肝经太冲。

10. 干咳无痰：少商、商阳、三阴交。

11. 打嗝：深吸一口气，压阴郄、中指末横纹中点。

12. 咳嗽、喉咙发炎：合谷、少冲。

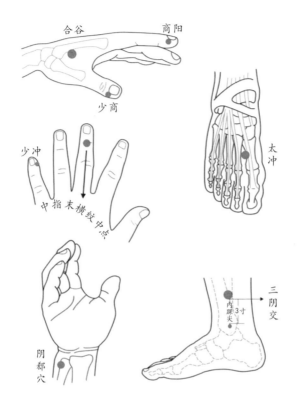

传统穴位列缺、照海和少商、商阳放血可很快治愈咽喉疾病。

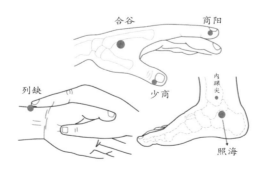

六、颈部的调理治疗

颈椎疾病治要总治要诀如下：

1. 尺泽为总治穴。

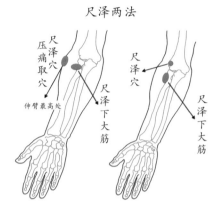

2. 捏脚后跟大筋，按足第 3、第 4、第 5 趾趾缝间痛点、后溪、少泽（落枕）、跗阳。

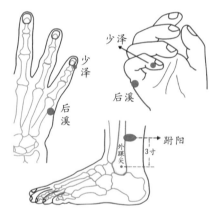

3. 按极泉（偶遇风寒致痛）以及耳穴中的颈区。

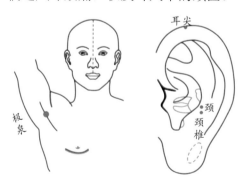

4. 委中刺血，按风池、阴谷（肾经贯脊主骨，肾有邪其气留于两腘，阴谷乃真水穴，滋水涵木）。

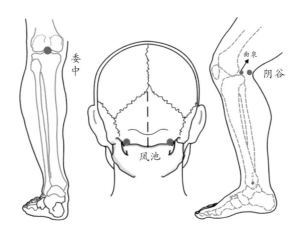

5. 按昆仑、腕骨（常有针入病已之效）。

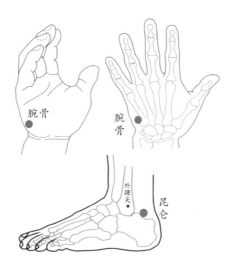

6. 抓耳后高骨下大筋、颈前大筋。

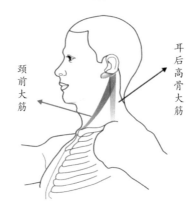

7. 揉肩井穴。

8. 按曲池下 2 寸左右痛点。

9. 推天突至鸠尾一线，推腹。

10. 推按任脉效果也很好。

11. 按列缺。

12. 锁骨下的气舍穴、缺盆穴和肩井穴。具体位置就在锁骨上方的那个沟中，只要依次点压这三个穴位，每个穴位各按上 3 分钟以上，就会对颈椎病有立竿见影的治疗效果。不过要特别提醒：按这几个穴位会很疼，感觉浑身冒汗，但是只要你坚持做，就会对颈椎病有很好的缓解和治疗作用，这个方法是治疗颈椎病导致左右转头困难的。

13. 委中下 4 寸、后溪、列缺、颈椎失衡点四穴可解决颈椎病。

颈椎病还有一种低头抬头困难的，患者的症状一般有：低头晕，抬头脖子会咯噔一下疼。

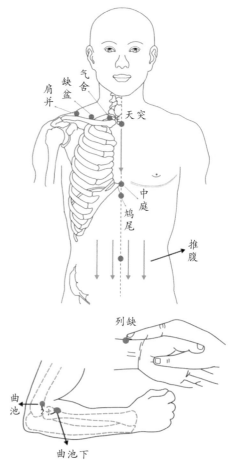

低头抬头困难的治疗穴位在耳朵上，依次从上往下按压外耳郭，力度以你能承受的力度为宜。特别提醒大家：按压这些地方的时候，会出现疼痛、恶心、呕吐等现象，不用担心，恰恰说明点穴治疗是有效果的，属正常现象。

说明：①配穴当中很多对颈椎疾病有很好的治疗作用；②压穴时间视效果而定。

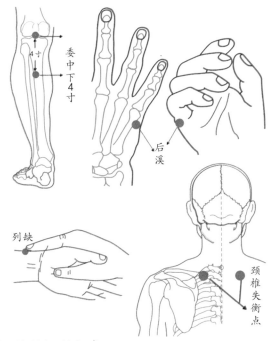

七、肩背部的调理治疗

（一）肩部

所谓实证，大肠经的经穴走向是由手走头。例如，我们抬手有3个动作，第一个是手没办法前抬，就是大肠经。手不能梳头了，是三焦经。手不能往后摆是小肠经。我们手上面有三条阳经，手三阳控制3个动作。西医说"五十肩"，就在大肠经，三焦经，小肠经上面治疗。

以下为常用：

1. 尺泽加肩部高升点（第4、第5趾趾缝间痛点），也可加手部环指、小拇指指缝间的腰腿点。

2. 极泉穴对肩部疾病有很好的作用，尤其风寒引起的疼痛，揪前后腋下大筋效果也很好，最后别忘了敲击云门、中府附近痛点，重压足三里结束治疗。

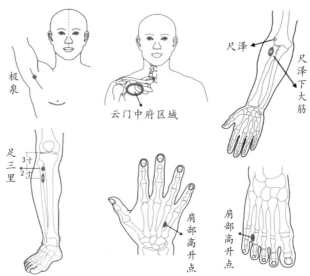

3. 少冲：全身冷，左臂甚，双肩疼，脉数细沉。

4. 手三里：根治肩肘手的通调大穴（腰痛），可除脾湿，与阴陵泉同用除湿大法也。

5. 秉风：是调理肩背疾病的特效穴。

6. 外关：治抬臂痛。

7. 肘内侧正中近肘处大筋、涌泉：肩井痛压上即止。

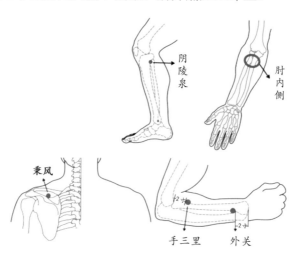

（二）背部

1. 主要是膏肓部位痛，可以在胸前与后背对应位找到压之特痛点自我按压，压的同时活动肩胛可当即痛止，再压尺泽和脚部胸腹穴可保效果持久。揪后腋下大筋效果也很好。

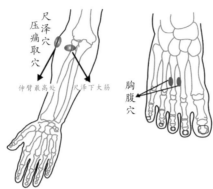

2. 合阳穴：治肩背痛如闪电。点合阳治腰腿痛时，采用的是"左病右取，右病左取"的交叉取穴法，哪边腰痛，就点对侧合阳，双侧都痛，那就两边都点。

臂合阳也同样神奇。在人的手臂上，有一个穴位和合阳穴一样神奇，连位置都差不多。肘部如果出现不能屈伸、疼痛，根据×形平衡理论在健侧对应部位找痛点按压，可以在膝部找对应点进行治疗。

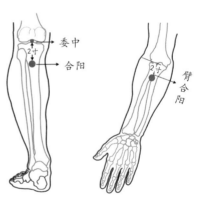

八、肘部的调理治疗

（一）关节炎

1. 尺泽、尺泽穴下2寸左右痛点，两点同压（5分钟）。

2. 按中指背面末节横纹（抵平面物压痛为准）（5分钟）。

3. 按足三里1分钟（稍重手法）。

（二）网球肘

网球肘为肱骨上髁炎之俗称。其临床表现为肘关节外侧疼痛，用力握拳及前臂作旋前伸肘动作时加重，不能绞毛巾、扫地，局部有多处压痛，而外观无异常。其属于中医学中伤筋、痹证等范畴，系由肘部外伤或劳损，或外感风寒湿邪致使局部气血凝滞，络脉瘀阻而发为本病。许多针家囿于"疼痛取阿是"之说，临床仅取局部穴位，故疗效欠佳。在痛点四周或健侧对应部位及膝关节相应部位找痛点治疗往往有立竿见影之效。

九、腕部的调理治疗

主要是在健侧、脚腕对应部位压痛取穴治疗，配压尺泽也可加耳穴对应穴。手腕筋的问题，点列缺、合谷，也可推筋。

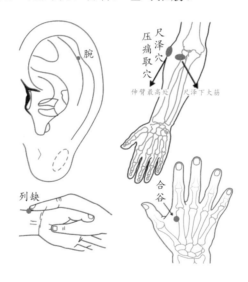

十、指部的调理治疗

多采用对应取穴，手脚大指趾相应部位，加耳穴对应穴效果更好。示指麻：按商阳。

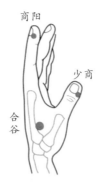

商阳

少商

合谷

十一、胸部的调理治疗

（一）调理方法

1. 根据前病后治原理，在后背相应部位找痛点按压。

2. 尺泽配压脚部胸腹穴。

3. 揪前腋下大筋 9 次。

4. 点压膻中、内关、公孙。

5. 大包：胸肋扭伤痛，按揉即愈。

6. 膻中：强心、供血，可作为救心丸。

7. 太渊：保护心脏的平安穴。

（二）具体运用

1. 哮喘：可加大椎穴两边的定喘穴，曲泽穴下 2 寸左右痛点。

2. 心悸、呼吸困难：左臂郄门。

3. 心脏病：青灵配内关有特效，脚上的胸腹穴心脏也有特效，心脑血管疾病釜底抽薪之法用合谷、太冲。

4. 心脏病夜间发作：睡前用掌擦胸部，点内关穴 2 分钟可预防。

5. 咳嗽痰不多：刮肩井。

6. 咳嗽痰多：在天突穴上 1 ～ 2 厘米，用中指轻轻压揉，可促进排痰。

（三）一则治疗胸闷的案例

某日，一位女患者通过熟人找到我，自述近几年精力不济，感觉胸闷呼吸困难，腰痛腿无力，到几家医院检查，指标都正常。来时要人搀扶，检查发现肝心，脾胃功能虚弱。问她是否经常熬夜，她说上了 20 多年夜班，这几年因受不了没上了。问她平时可做过什么治疗，她说请人针灸、按摩过，每天晚上泡脚至出汗，而且晚上睡觉会出很多汗。检查治疗几分钟后，显见嘴唇颜色由乌转红，心里也不难受了，行走跟正常人一样了。嘱其回家自己按摩。

初五因腹股沟疼痛，到按摩店按摩，可能师傅手法过重，患者心中难受就回家了。打十几个电话给我，因在外地没有办法，让她家人为其按摩，搞不定，怕出危险，让她到医院，医生也不能缓解其症状。晚 7 点半，我开车半小时赶到她家，家里五个大人围绕在她身边，患者有气无力，不能说话，不能躺下，睁不开眼。我为其点压尺泽、鱼际，也就 1 分钟左右，患者长出一口气，打了 3 个嗝，问她话开始答话了，又按了几分钟，正常了。

十二、腹部的调理治疗

（一）常用穴位

1. 腰腿点、尺泽、胸腹穴。
2. 耳穴上颌、下颌、足临泣与地五会之间，压痛取穴。
3. 百会或灸手穴会阴点、长强、孔最、承山。
4. 上巨虚、下巨虚。
5. 间使、大巨。

（二）具体操作

1. 疼痛：压手中指、环指指缝间痛点、尺泽可立即止痛，揪带脉也可立竿见影。脚部的胸腹穴也可以用。

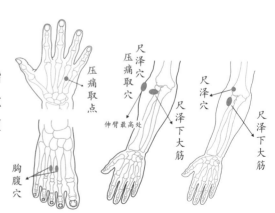

2. 腹泻：只压耳穴上颌、下颌 10 分钟就有很好的效果。腹泻特效穴是在足临泣与地五会之间压痛点。

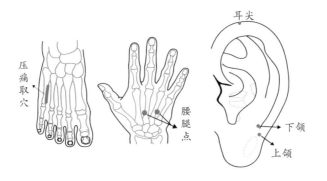

3. 痔疮：中指压百会或灸手穴会阴点。也可选长强、孔最、承山。

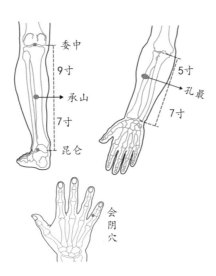

4. 大便不正常（久之可患肠道大疾）：按压上巨虚、下巨虚痛的话，按至不痛，即可。

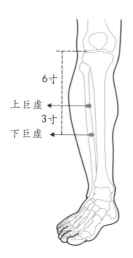

5. 便秘：间使、大巨有特效。

6. 小儿腹泻：生姜切碎敷脐，立竿见影。

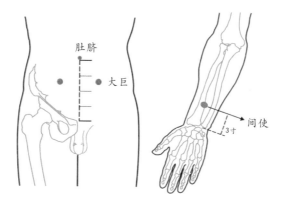

十三、肺部的调理治疗

这组按摩方法，对呼吸系统疾病有很好的疗效：

1. 揉曲池穴下 1.5 寸左右痛点（贴骨侧取）、解溪穴、委中穴、耳穴肺各 3 分钟。

2. 揉咳嗽神效点、肩前部痛点、孔最穴。

3. 老人小孩怕疼的可在按揉的穴位上贴活血止痛膏。

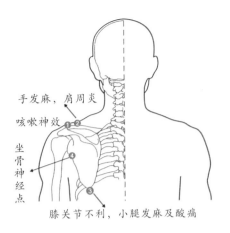

手发麻，肩周炎

咳嗽神效

坐骨神经点

膝关节不利，小腿发麻及酸痛

十四、肝脏的调理治疗

通过临床发现，现在的人们肝功能都很弱。这跟当下人们所处的环境、人的欲望、生活习惯等密切相关。特别是与之相关的所谓胃病、心脏功能弱都与肝有关，很多病，包括有些人毛病多，你不知道怎么下手，那就去调理肝的功能，会有不错的效果，与之相关的诸如睡眠、胃、心等疾病都会有很大改善。肝功能出问题会有哪些表现呢？比较明显的有：

1. 胃肠疾病：食欲差、厌油腻、恶心、呕吐、胃灼痛、反酸、腹痛、腹泻、便秘等。

2. 眼部疾病。

3. 身上有红痣，皮下脂肪瘤。

4. 乳腺疾病和妇科、男科问题。

5. 乏力、易疲劳、嗜睡。

6. 烦躁、焦虑与忧郁、脾气不好。

7. 口干、口苦。

8. 高血压、高脂血症、糖尿病。

9. 偏头痛、内分泌、甲状腺结节、甲状腺功能亢进症、甲状腺功能减退症。

10. 失眠、多梦。

11. 指甲有明显竖条纹、灰指甲、指甲无光泽、干脆、肝掌。

12. 腰部赘肉增加（带脉瘀堵）、浮肿。

13. 头发很油、顶心疼、顶心脱发。

14. 黄疸（眼黄、尿黄、皮肤黄）。

15. 久治不愈或反复发作的口腔溃疡、唇舌炎症。

16. 牙龈出血（按合谷，一两次即可，肝与大肠通）、鼻出血、止血慢、青色或紫色瘀痕。

17. 脸庞两边有肝斑、皮肤粗糙。

18. 肝区不适、隐隐作痛。

19. 骨质疏松（少阳主骨，少阳三焦与肾别通；胆经之京门为肾募穴，悬钟为髓会）。

20. 身体总有一股味道。

那如何去调理呢？

肝有邪其气留于两腋，腋窝的疏通对肝脏的调节非常重要。抓腋窝就是一个很好的方法，这三个部位调理范围是很多的。

拍日月、期门，这是肝、胆的募穴，是肝胆精气最集中的地方。拍打可加强肝胆之气的疏通。从×形平衡法的角度看，日月、期门所处的位置在内脏肝胆脾的前面。拍日月、期门应该也属于后病前治了。也可以顺着肋骨缝向侧面推。每天拍拍、推推可以干净皮肤，调理内脏阴阳之气，对胃肠道疾病会很有效。有不少网友分享过体会。

揪带脉位置里面的大筋这一区域。《按摩经》云："肾旁左右名带脉，大筋揪起痛更憎，能降胁下阴阳气，六脉调和甚分明。"此大筋交通上下阴阳之气。如果大腹便便，那一定是带脉瘀堵了，每天揪它几十下，1个月后一定会有惊喜。

见肝知脾，是说肝病治脾。脾经之阴陵泉是脾经合穴，合主气逆，治内腑。隐白为井穴。阴井属木，与肝木同气相求。特别是公孙穴，凡与筋有关的病，拨公孙穴会有立竿见影的效果，如腿抽筋，肌肉紧张，抽搐等。公孙穴为什么要用"拨"字？筋痛拨公孙穴能止痛，左右拨可以松筋。这是比较完整的方法。当然可以采用循经找痛点的方法，一般来说，肝经最易瘀堵的地方是大腿内侧正中痛点，这个点治眼病很好，也可治顽固性的口腔溃疡。阴包穴附近痛点，此点按压很痛，说明有严重的妇科问题，当然这个点也治体内包块，治胃。人体内最像包的就是胃了，那在人体里面，是属阴在里面的包。

还有三阴交、中封穴都可以调肝。

肝胆相照，阴病治阳，则胆经易于瘀堵的地方在风市、阳关（又称寒府）、阳陵泉、悬钟、丘墟。这些部位的痛点可以采取左右交替的方法，按揉后，贴壮骨麝香止痛膏。中封穴、丘墟穴治妇科、颈部淋巴结节也属于对应治疗，疗效很好，中封穴、丘墟穴同时按揉。

十五、胃肠的调理治疗

（一）常用调理方法

胃之病，原因在肝胆，想治胃，调肝胆。这是我的看法，供参考。我看过的患者，只要肝胆有问题，胃肯定不好。

人体 × 形平衡法，中部有病四边平。

内关公孙胃心胸。内关属心包经，与胃别通，又心包属火，胃属土，五行火生土。心包经为厥阴，肝经也为厥阴，治胃找肝，找厥阴，又内关与胃可看成全息对应（把小臂看成一个人，逆对应）。公孙属脾经，与胃表里，外有问题，治内。全息看，公孙也对应胃。胃不好的，内关、公孙一定都有压痛点，其实就是治疗的高升点。

地机穴与曲泽穴下大筋这是一对，这个可以看成顺对应。胃不好的，这两个点压之特痛。曲泽穴下大筋处往往还有青筋显现，胃口不好的，刺血后，胃口大开，大人小孩都行。尺泽下大筋也治胃，想想什么原因？

压手穴胃肠点，体穴足三里穴下压痛点，这两穴对胃痛有立竿见影的效果。特别是足三里穴下压痛点，应该是胃的高升点，加耳穴胃。胃肠点与一般书上的有差别，靠近骨头一侧按压，这是我的经验，胃疾压之特痛。

1. 捏脊：虽然老套，值得一说。伴有发热、咳嗽气喘、恶心呕吐、高血压、甲状腺功能亢进症等从上往下捏，否则，从下往上。两侧膀胱经属肾，捏脊其实刺激最大的是膀胱经。补肾之举也，肝肾同源。《素问·水热学论》说：肾者，胃之关也。呕吐是关不住门了，那么关严了，就会出现胀气，是胃这里胀，这门关死了之后，很严重。捏脊可以解决。当然还可以这样处理：肾上有邪，沉于腘窝。在腘窝那里用梅花针一敲，再拔罐，往往10分钟后，肚子就不胀了。外劳宫温肾也很好使，我一同事胃痛，失眠。我教她外劳宫温肾，当晚胃很舒服，睡了个好觉。敲击脚后跟等补肾之法很多，找个简单的，坚持做下来，一定受益匪浅。

2. 跪坐：主要拉伸胃经，通利胃肠，降浊升清，开阔心胸，可以开胃益心。跪的时候屁股坐在脚跟上，脚背绷直，手放在膝盖的血海穴上，背挺直。跪的时候，脚尖并膝盖并是拉胃经，脚尖分开膝盖并成八字是拉肝经，但是都必须坐在脚跟上，开始跪，解溪和中封这些位置会很疼，跪到不疼，基本百病消除，坐在脚跟上就是增加拉筋的强度。该方法对于胸闷、心口发堵、心口痛、心烦，腹胀有奇效，对大腿内侧疼，坐骨神经痛也有不错的效果。如果在跪坐时按压穴位会有更好的效果。

3. 推腹：小孩顺时针摩腹，这个简单。小儿一切肠胃病皆可以这样：大人手搓热，用一手手心劳宫穴对着宝宝的肚脐，要紧贴肚皮，不可有衣服隔挡，静心观察，手随着宝宝的肚皮起、伏而抬起、放下，但是手不离开皮肤，注意这个过程不能用力，要轻如鸿毛，尤其是手放下去的时候不能用力，否则宝宝会出现呼吸不畅。一般要操作15分钟～1个小时。其实手搓热，手心劳宫穴对着宝宝的肚脐，一直捂着也行。

4. 热敷肚子：盐炒热或灸盒温灸，这是调胃肠的寒热之气，胃肠温暖了，才能完成中焦如沤的功能，温化食物，才能使脾升胃降，小肠受盛化物，通过血液供给全身能量。热敷后背，是在调理督脉，提升阳气，让后背热起来，后背的膀胱经又是人体排泄系统，能把人体的废物排出去。胃肠不好，就要保证肚子后背暖起来。

健脾补肾按摩法：点揉太白到公孙穴这一段、涌泉穴。本法可以健脾补肾壮骨。

祛湿按摩方法：阴陵泉、承山穴，手三里按摩或者抻拉小腿肚（脚尖尽力往回勾，然后脚背尽力往下压，来回做），胃肠点与书上的不一样，小腿肚有紧绷感。总绷着受不了，压脚背面，一个拉胃经，一个膀胱经。不要小看这个动作哦。

胃肠疾病的按摩法：不论腹泻便秘、胃腹痛腹胀，不论寒热虚实都可以应用。

（二）可参考使用的方法

1. 胃难受、胃炎：点揉膻中穴与巨阙穴，还有中脘穴，加昆仑穴，第一步是点揉昆仑穴，重点在昆仑穴。

2. 慢性胃炎：胃病三剑客，上脘、中脘、下脘穴。胃酸过多一般有寒胃，加膻中穴、紫宫穴。

3. 胃肠炎：髋骨上缘，屁股正中点，有特效。捶击。

4. 胃灼热溃烂：敲胆经的环跳穴和中渎穴、丘墟，抻拉小腿肚膀胱经，足三里下 2 寸痛点，按摩心包经。如果心情不好，可以任脉刮一次痧，或按揉膻中穴。心情不好，按摩经络效果也不好。丘墟按揉会很痛。

5. 胃痛：敲环跳穴，如果急性胃痛，在肘窝刮痧止痛很快，如果能在青筋处放出几滴血，效果就是秒杀了。

6. 胃出血：血海和阴陵泉同压，隐白。

7. 腹胀：压尾闾（长强穴），压到放屁。吃多了腹胀，可以用牙刷沾点盐刷刷牙龈。古书上说如汤泼雪，效果很好。牙龈属肾经，肾为胃关。经常这样做，牙龈不会萎缩。还有吃多了不消化，揉揉板门穴，具有良好的消食导滞作用。

8. 胃痛恶心：劳宫。

9. 胃脘不舒服：刺激小指根节背侧中心线处，会有直抵病所之作用。

10. 胃气逆：压太冲、中指末节横纹。坚持按压小腿内侧保健黄金线也是不错的选择。敲大腿上的胃经，拔伏兔。

11. 饭前饭后痛：饭前痛是肝的问题，饭后痛是脾的问题。

12. 腹部疼痛：压手环指、小拇指指缝间腰腿点、尺泽可立即止痛，揪带脉也可立竿见影。脚部的胸腹穴也可以用。带脉这个大筋可是有好几层的，仔细捏，会有体会，作用很大。

13. 腹泻：只压耳穴上颌、下颌 10 分钟就有很好的效果。腹泻特效穴为足临泣与地五会之间压痛点。艾灸肚脐也是立竿见影（最好一次一支艾条）。小儿腹泻的话，生姜切碎敷脐，立竿见影。腹泻也可用天枢，刮痧或者针刺很有用。

14. 上吐下泻、胃寒，昆仑穴、膻中穴、巨阙穴，三穴解决问题。

15. 十二指肠溃疡：大家记住所有的消化系统的病，如溃疡等，都应考虑胆的问题，可能是胆汁不分泌造成的，敲胆经的环跳穴和中渎穴，就是用拳头砸，用木锤也行。最后按揉丘墟穴。

16. 肠梗阻：点揉昆仑5分钟，少海压5分钟（两个同时点），关元穴点揉5分钟。

17. 便秘：击打臀部，屁股挨揍的小孩能吃。孔最，不要小看这穴。记住凡带孔的有毛病，都跟它有关。找到痛点，使劲敲它。经常敲它，肠道不会有问题。当然好处不止这一点。简单的事情不简单地做，自会有不简单的效果。间使、大巨有特效。按环指、小拇指指缝腰腿点。手背互敲300下，甚至600下。一般教别人用，不用你动手。天枢穴，按住穴位往外拨。肠燥引起的拉不出，在三阳络和外关之间上下按压推磨，左右各十几下。

18. 大便不正常：长久了可患肠道大疾，按压上巨虚、下巨虚痛点，肠道有问题，按压会很痛的。加孔最更好，按至不痛，即可。

19. 痔疮：中指压百会或灸手穴会阴点、长强、孔最、承山，按压就可以。痔疮用白萝卜熬水外洗效果很好。有个同事用这个办法洗竟治愈。肺与大肠相表里，萝卜是肺药，有道理的。痔疮疼痛，拍委中然后用风湿膏药贴也会有很好的效果。在委中找青筋刺血也行。

（三）肠道的调理方法

1. 先按足底脑垂体，扁头按摩棒重点前推足底肠道，肝，肺反射区。

2. 尺泽、孔最。肺经要穴，与大肠相表里。孔最治人体所有带孔器官的毛病。

3. 耳穴上颌、下颌。此二穴对肠道的修复能力非常强大。这是恩师周尔晋先生的伟大贡献。

上面三步可以解决很多肠道问题。也可以与下面结合运用，思路会开阔一些。主要是在这些部位找最痛点进行按揉、拍打。

1. 肺俞部位，肺与大肠相表里，又此处与大肠属于交叉对应关系，又符合下病上治。

2. 云门、中府附近痛点，肺与大肠相表里，符合下病上治。

3. 天枢，大肠募穴；关元，小肠募穴。

4. 上巨虚、下巨虚，为大肠、小肠的下合穴，合治内腑。

5. 拍期门、日月，是肝，胆募穴，肝与大肠别通。

6. 当然大肠俞，小肠俞部位也可以找痛点按揉。

7. 喜欢耳穴的也可以按耳穴相应部位。

基本上这些部位的疏通，对大肠功能的恢复作用是非常明显的。有些大肠疾病，也有经验之方法。主要是：痔疮出血、疼痛的加百会，孔最；大便带血，干燥的加孔最；息肉的加阴陵泉。

肠炎：取耳穴上颌、下颌，手部胃肠点配三阴交，如有小腹胀加手环指、小拇指指缝，脚第4、第5趾趾缝间痛点和足部胸腹穴，这是治肠炎疾病的很好方法，在足反射区肠道区刺激当然也会很有效。揪带脉也会很管用。

以上方法供大家参考。如果有肠道疾病的，多调理肝胆，这些方法，解决出现的问题效果很好。只要坚持下来，总会有诸多大的改善。不要指望按一两次就能成就金刚不坏之身。

（四）具体操作

胃部疾病要坚持按压手穴胃肠点，体穴足三里穴下压痛点，内关、公孙、地机，后背胃俞、脾俞，这样就有很好效果，坚持按压小腿内侧保健黄金线也是不错的选择。敲大腿上的胃经，拨伏兔穴。吃饭前痛是肝的问题，饭后痛是脾的问题。

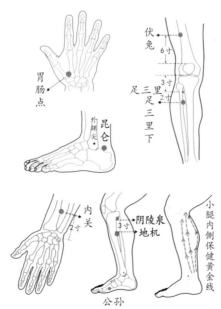

1. 胃肠炎：髋骨上缘，屁股正中点，有特效。

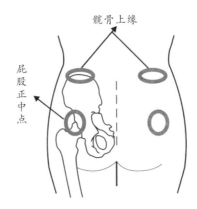

2. 便秘、胃肠：击打臀部。

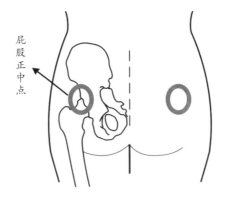

3. 喘气逆：压太冲、破气即可。

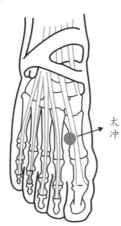

4. 胃痛恶心：劳宫。

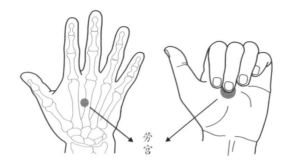

劳宫

5. 胃脘不舒服：刺激小指根节背侧中心线处，会有直抵病所之作用。

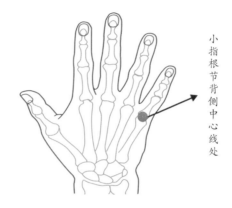

小指根节背侧中心线处

十六、腰部的调理治疗

腰部疾病，不要去理会什么增生、突出、椎管狭窄、滑脱、脊髓空洞等名词，把它看成气血虚、瘀滞、受凉则不舒服就可以了。现实生活中往往有这几种情况：腰眼部位不适，胯骨上沿不适，肝俞、胆俞、脾俞、胃俞部位不适，脊正中不适。这些不适，时间久了，有的会影响到下肢疼痛麻木。这个不用理会，用点穴艾灸就能解决。

（一）治疗保健方法

1. 腰眼部位不适：这种情况，运用尺泽部位痛点，腰腿点，胸部交叉对应点，耳穴腰，自己就可以解决，按穴位时晃动腰部，效果更好。往往尺泽部位痛点，胸部交叉对应点，躺被窝里就治好了。

2. 胯骨上沿不适：这个比较简单，尺泽部位痛点，示指、中指指缝的腰腿点即可，立竿见影。不过是运用手部示指、中指指缝的腰腿点，这个点压痛，就知道是胯骨上沿不适。

3. 肝俞、胆俞、脾俞、胃俞部位不适：这种情况一般是胃部吹了凉风导致不适，到现在我已治了8例这样的患者。记得有次到上海，一位患者这部位疼了3年，也治了3年，我认定她是脾胃受凉所致，运用 × 形法，在胸部胃经区域找到痛点按揉，嘱患者深呼吸，十几秒时间，疼痛消失。加尺泽部位痛点当然更好。

4. 脊正中不适：这个是督脉部位的问题，按尺泽部位痛点，胸前任脉痛点，后溪、足反射区腰。

这些是比较单纯的腰部不适的治疗。如果因腰痛，波及臀部，下肢。则处理稍显复杂，但上面的方法也可使用，复杂的运用压委中拍至阳的方法，不过这需两人操作，一人压委中，一人空心掌拍至阳，拍5～8分钟，在这过程中，让患者晃动屁股。如果晃动肩颈则治肩颈不适。此法非常神奇，冒昧传出，对大众有利，我心安然。

都说腰背委中求，如何求？那有讲究，恩师说高升点，不压不痛，一压特痛是也。那如何在委中区域找痛点，根据我的经验，这个痛点大多在委中穴下部出现，大家也可以细心去找。

由于有些患者病程悠长，疏通一下相关部位就显得很有必要：

1. 凡腰、肾、脊椎病病程长的要按揉推大腿外侧胆经。

2. 凡颈、腰、踝扭伤，大腿外侧肌，手臂肱二头肌要揉开。

3. 三阴经从太溪至腹股沟痛点揉开，大趾隐白、大敦找最痛点按压。

4. 如果连带坐骨神经痛，则在肩后找痛点按揉。

5. 揪带脉，一定要揪到里面那根筋。

6. 捋、刮小腿外侧胃经。

这是自我点穴治腰部疾病的简单办法。一般来说，腰部不适都与受凉有关，那么艾灸就显得很重要。只要灸肺俞区域，脾俞、胃俞区域，八髎区域即可，配合上述点穴即可事半功倍，尤其那种病程久远的效果更为巩固。三孔、五孔灸盒均可。正在治一椎管狭窄的，腰部总卡住不能动，十几年的病史，做一次后就没有出现卡的症状，五次全部症状消失，并且睡眠质量提高。艾灸的部位：大椎区域、肝俞、胆俞、脾俞、胃俞区域、八髎区域。

当然，治腰部不适的方法还有很多，这只是我经常使用的方法，也许我的运气比较好，效果令人满意。这些供大家参考。

其他方法：①太冲、绝骨同压治腰；②腰椎盘突出复位反射点为耳穴皮质下、腰椎，安全简单迅速；③脚治瘫穴（女福）；④腰部疾病以委中刺血为最效；⑤腰椎间盘突出：膀胱经虚寒与肾表里，其实是肾虚了，足少阴肾、手少阴心，补少阴，久病及肾；⑥敲打殷门穴（大腿后正中）专门治腰背疼及腰椎间突出，这是治腰突的特殊穴；⑦曲池穴下2.5寸许压痛治腰痛、肾结石、输尿管结石、带状疱疹（腰部）；⑧伏兔治腰胯痛。

（二）具体操作

1. 总治穴：尺泽穴为总治穴。
2. 配穴：太冲、绝骨同压治腰，拍至阳压委中治腰疾。

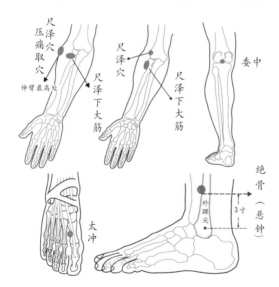

凡腰、肾、脊椎病（增生、腰突、肾炎等）病程长的要按揉推大腿外侧胆经，会好得快一些。

颈、腰、踝扭伤，大腿外侧肌，手臂肱二头肌要揉开，三阴经从太溪至腹股沟痛点揉开，大趾隐白、大敦找最痛点按压。

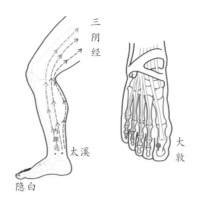

腰椎间盘突出复位反射点：耳穴皮质下、腰椎，安全简单迅速。

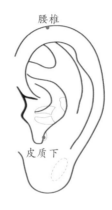

腰腿反射区：在臂上皮神经处，与恩师的坐骨神经点有相同之处。该点治腰痛效果很好。

（1）委中穴重压5分钟或视凸起青筋刺血（腰背委中求）。

（2）足反射区腰（重压）。

（3）耳穴：腰椎。

（4）手部腰腿点。

（5）脚治瘫穴（女福）。

（6）后溪。

（7）揪带脉。

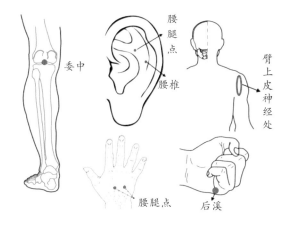

腰部疾病委中刺血效果良好。

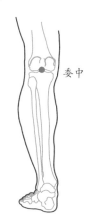

腰部正中痛当以后溪、足反射区腰重压为准。

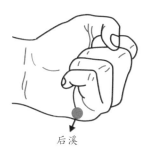

后溪

腰椎突出：膀胱经虚寒，与肾表里，其实是肾虚了，足少阴肾，手少阴心，补少阴。

敲打殷门穴（大腿后正中）专门治腰背疼及腰椎间突出，这是治腰突的特殊穴。

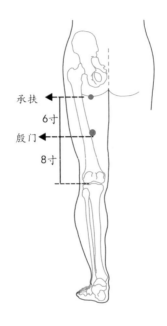

曲池穴下 2.5 寸许压痛治腰痛、肾结石、输尿管结石、带状疱疹（腰部）。

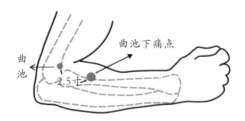

一个特殊穴位对腰痛（突出、扭伤）有特效：阳池与曲池连线的 1/4 与 3/4 交界处。

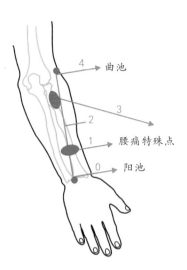

腰椎疼痛，委中拍击出痧，减轻。

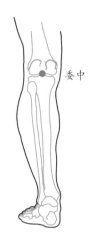

伏兔治腰胯痛，对两鬓白发也有作用。

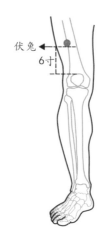

十七、胯部的调理治疗

1. 腹股沟疼痛：在对侧肘弯小海、少海穴附近找痛点按压，在对侧云门、中府穴附近找痛点按压同样重要，当然可以配尺泽加上揪带脉，点压耳穴对应点会更好。

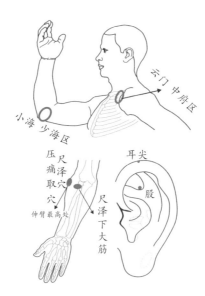

2. 臀部痛：压公孙穴立即止痛。

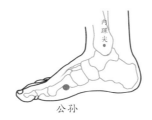

十八、膝关节的调理治疗

主要是对应取穴治疗，在肘部找痛点。膝痛细分的话有内、外、中，那么在肘部找对应点，耳穴加膝就可以了。

1. 膝痛：在同侧大杼穴找条索状物，按揉即解。

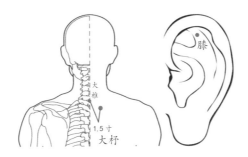

2. 小腿肚酸胀痛：按小指中节中点，点到痛止。也可按曲泽下1.5寸正中大筋痛点。阳陵泉下3寸对腿麻特效。

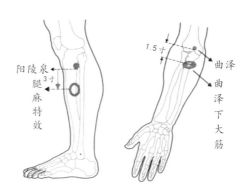

3. 膝积液：脾的问题，手三里；灸肚脐。

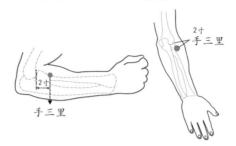

4. 膝痛：灸中脘治膝痛，呃逆穴。

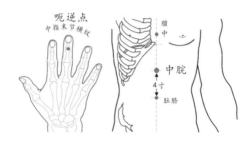

十九、脚部的调理治疗

1. 脚扭伤：在对侧大鱼际找压痛点配尺泽。

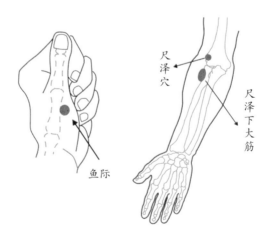

如果是外侧扭伤加阳陵泉，内侧痛加阴陵泉，耳尖刺血效果也很好。

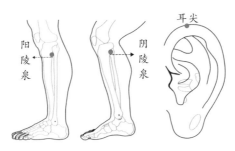

2. 跗阳：左足部步行活动不利。

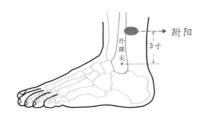

3. 后跟痛：手大陵穴附近压痛取穴，仆参穴，水泉穴也都有很好的疗效。风府穴找痛点压。

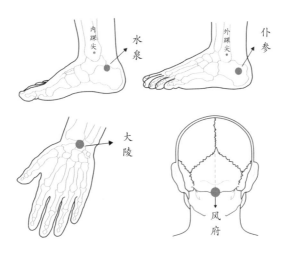

4. 足跟疼：涌泉、百会。

很多人都有脚后跟疼的毛病。按摩下关穴，脚后跟疼便可减轻。

下关是足少阳与足阳明经的交汇穴，因为少阳为枢，主管骨节的活动，而阳明经是多气多血的经脉，所以下关穴有行气活血、疏风清热、通利关节的作用。正坐或仰卧，在面部，耳前方，颧骨与下颌之间的凹陷处便是它的位置。用拇指指甲掐3秒后按揉5～10分钟即可。

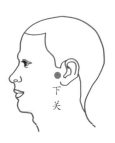

5. 前脚掌痛：在脚背几个指缝找痛点按压也可在手掌对应部位按压。也可拨太溪大筋。

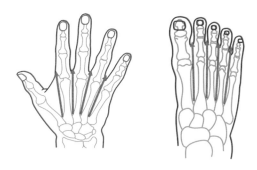

6. 足酸麻：涌泉。

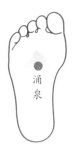

7. 足底麻木：膻中穴（五心相通之法），肩井穴。

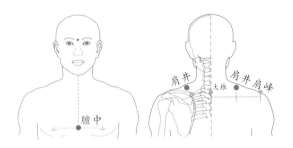

8. 痛风趾痛：肾阳虚，搓涌泉发热（子病治母），公孙。

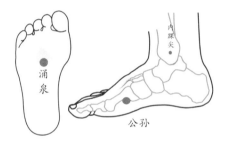

第四章 常见病的调理治疗方法

一、脑部重疾

即与脑部相关的重大疾病。按压宜采用操作方便，易于取效之法。主要考虑这类患者太多，如果我的方法能为患者解除痛苦，吾之愿也。为方便大家更系统掌握脑部重疾的调理，特将我这么多年的经验和盘托出，让有缘人得之吧！

（一）与脑部疾病相关的特殊部位

1. 耳后高骨下大筋：此处为头面疾病的开关，可以促进大脑供血。头痛头晕、癫痫、帕金森病、抑郁、自闭、脑出血、脑瘫、脑瘤、脑萎缩、痴呆、健忘等无不是脑供血不足。

2. 足大趾痛点：外侧里下部，靠第二趾那一侧，如果脑部有问题，这一侧一定会有压痛点。有些人这个部位有硬质老茧，这都说明脑供血出现问题了。按揉到不痛和硬质老茧变软。趾腹中间痛点：大趾甲两侧，往前刮，趾头往外侧刮，会有嗞嗞拉拉的声音，会很痛，有的会刮出血。出血的话可用艾条灸一灸。必须仔细刮开。

3. 脚后跟：脚后跟赤白肉际一圈痛点，按摩棒按压。脚后跟下一圈，按摩棒按压找痛点。也可以每天脚后跟敲击地面至脚热，或灸脚后跟，花盆灸比较好。用一花盆，两个脚后跟正好能放里面。花盆里面点艾绒或艾条，用毛巾盖住脚即可。

4. 踝骨下正中痛点：此点与脑垂直对应，脑部有问题，这点压之特痛，是治脑疾的一个高升点。

5. 悬钟、昆仑：悬钟，为髓会，脑为髓之府。昆仑引浊气下行，降血压。顺胫骨下压特痛。

6. 关元：按揉，灸都行。或手心对准关元压着，心眼观关元。关元与脑对应，又为人体元气之所。

7. 心经的少海、通里和心包经的曲泽下、内关：强心。

（二）具体运用

1. 中风后遗症：中风后遗症手足不仁的，先按隐白，患者能感知痛，肢体有反应，那这种情况调理比较快。按尺泽、腰腿点，调全身气血。耳后高骨下大筋、心经的少海、通里、心包经的曲泽下、内关、大趾痛点、脚后跟，中风总体来说是气血不足，灸肚脐，每次一支艾条，足三里一支艾条，肚脐、足三里可交替灸。

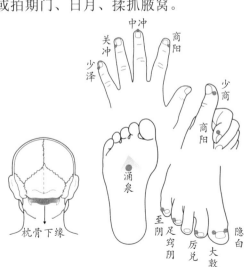

枕骨下缘

2. 脑瘤：耳后高骨下大筋、心经的少海、通里、心包经的曲泽下、内关，可以只按左边，可揉按后贴壮骨麝香止痛膏药。大趾痛点、脚后跟、踝骨下正中痛点、阴陵泉、隐白、悬钟、昆仑、灸肚脐、关元（三孔灸盒直放）、委中部位找青筋刺血、无明显青筋后不再刺。这些部位找最敏感的按压。

3. 老年痴呆：耳后高骨下大筋、小趾两侧痛点、大趾痛点、脚后跟。老年人出门找不着家了，按小趾两侧痛点，会很快清醒过来。

4. 精神疾病：参考精神系统疾病的调理。

5. 脑瘫：与肝胆关系密切。主要按耳后高骨下大筋、脚后跟。肌张力高的，手足舞蹈的加拨公孙穴，按或拍期门、日月、揉抓腋窝。

6. 帕金森病：灸百会、拨公孙穴、揉抓腋窝。

7. 脑萎缩：耳后高骨下大筋、灸肚脐、按黄金线。喜欢耳穴的，加按或捏捏耳穴脑干、脑点、枕、皮质下等相应部位。

这是比较严重的脑部疾病，一般的头痛头晕，比较简单，有时间会专门讲。以上内容其实可以相互参考，灵活运用。关键是找到压痛点。

（三）具体操作

1. 点压大趾、大指腹痛点，足跟前部痛点，脑枕骨下沿痛点。

2. 切压指趾甲根部，每个快速切压 99 下，再切压少泽、至阴各 99 次，每天 3～5 次，此法有疏通全身气血，刺激调动中枢神经之功效。

3. 棒压指趾各井穴，每穴点压 99 下，配压脑枕骨下沿痛点，手穴健理三针区。

4. 每天早晨起床后用中指敲打百会 199 次，必须是垂直、快速敲打，此法有醒脑提升阳气的作用，可用于治癫疾、头晕（昏），也可治脱肛、脑瘫等疾病。

偏瘫的点刺隐白出血，中风后遗症，先调颈。大脑病变一定要调膻中，再调脊两侧，小腿内外侧，地机，气冲。

以上方法可交替使用。

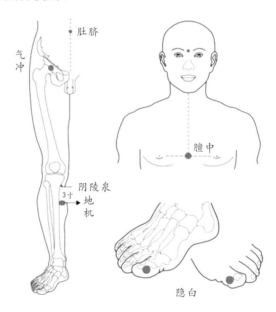

治偏瘫点：

1. 肩锁关节、锁骨头下方处，主治中风引起的偏瘫。

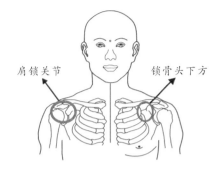

肩锁关节　　　锁骨头下方

2. 三角肌正中处。

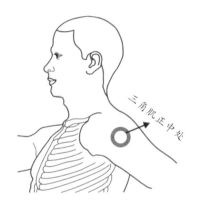

三角肌正中处

3. 肘横纹与腕横纹连线内侧中点。

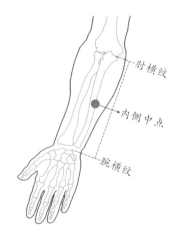

肘横纹

内侧中点

腕横纹

4. 膝上 3 寸（自髌骨上缘起）。

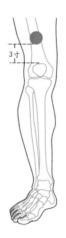

5. 足三里下 2 寸左右痛点主治瘫痪引起的抬腿困难。

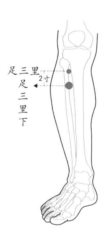

6. 阑尾穴下 1.5 寸左右痛点，纠正足外翻。

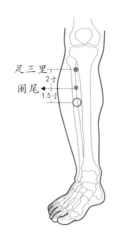

7. 太溪穴上 1.5 寸左右痛点，纠正足内翻。

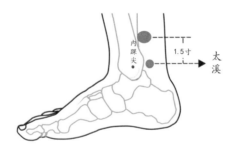

8. 女福穴。

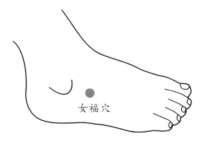

二、糖尿病

（一）糖尿病理论阐述

中医五行五脏知识：心对应火，肝对应木，脾对应土，肺对应金，肾对应水。

五行五色知识：红色对应心，青色对应肝，黄色对应脾，白色对应肺，黑色对应肾。

五行五味知识：酸归肝，甘归脾，苦归心，辛归肺，咸归肾。

五行相生知识：水生木，木生火，火生土，土生金，金生水。

五行相克知识：水克火，火克金，金克木，木克土，土克水。

根据糖尿病的病名和以上知识可知：糖，甘也，归脾。尿，水也，归肾。肾属水，肝属木。水生木，肝是肾的"孩子"，"母亲"坏了，"儿子"也好不了。肝属木，脾属土，木克土，脾胃受伤严重的人，肝也是伤痕累累。故治疗糖尿病的核心就是疏通脾经，肝经，肾经。同时配合内调脾肝肾，要不了2～3个月就有非常明显的康复效果。

糖尿病的核心调理思路就是调理好脾、肝、肾。脾、肝、肾都是脚上的三阴经，足太阴脾经，足厥阴肝经，足少阴肾经，而这三条阴经最容易在小腿内侧发生堵塞，基本上都有剧痛点，只要小心细致把这些结节痛点按揉开，配合局部艾灸加热，即刻舒服解症。如能配合从内调理五脏，可望取得长效痊愈。

调理糖尿病的方案：调理糖尿病的时候，只压小腿内侧黄金线，每天十几分钟，就使血糖保持正常值，且不吃药，不忌口。当然少吃点肉，甚至不吃动物肉食。

糖尿病的原因，从最终结果看有3种：

1. 糖尿病的后期是脚发黑，烂了。这是脾的问题。脾有邪，其气留于两髀，拍打两髀；拍打脾募章门，沟通肝脾，疏肝健脾；治脾要治肾，不使土克水，然谷穴和黄金线结合按揉。

2. 以肾不好为主的糖尿病（尿毒症，肾衰竭），大小便多。肾上有邪沉于腘窝，委阳穴附近痛点揉开，京门肾之募，通胆，揉开。补肾虚，复溜（经金穴）、阴谷（合水穴），拍腹股沟，敲脚跟补肾。与黄金线结合按揉。

3. 以肝不好为主的糖尿病，眼睛瞎了，眼花，白内障。抓腋窝，肝有邪，其气留于两腋；捏揪带脉；膝关节内外侧，肝胆病日久其气血必淤积在此处，肝主筋，膝为筋之府；拍日月、期门，肝胆的募穴；灸肚脐，每次一支艾条；隐白穴与黄金线结合按揉。

这是治糖尿病的有效方法，经很多人验证，真实有效。

（二）糖尿病自查和治疗

足弓胰腺区，小腿内侧正中，大腿胆、胃经之间，膝盖上6寸外侧。这些部位痛痛，有硬节，条索状物就说明有糖尿病之兆了，这些部位也是治疗点。主要按压小腿内侧痛点（黄金线），尤其地机穴多按，拨按公孙穴、阳池穴。

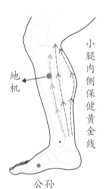

1. 小腿内侧找痛点压，所有痛点都压到，各10分钟。

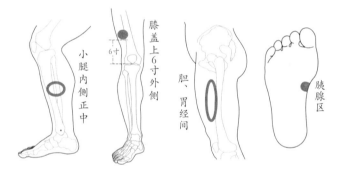

2. 压公孙穴1分钟。

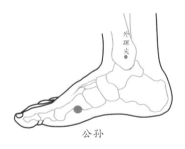

3. 足反射区胰腺 1 分钟。

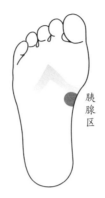

4. 阳池、然谷、胰俞（第 8 胸椎旁开 1.5 寸）、京门穴各 2 分钟。

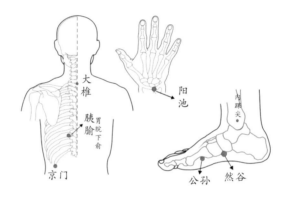

5. 耳垂后压痛点 1 分钟。

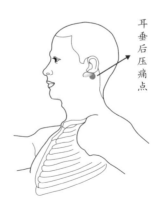

6. 阴市穴，太白穴，降糖效果很好。

糖尿病：赤脚走泥土，人属坤土，同气相求。

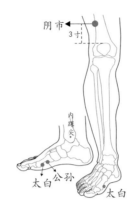

三、痛风

痛风以大趾内侧至内踝部疼痛多，此病多以脾治，先以对应取穴止痛，然后点按公孙、三阴交（或整个小腿内侧痛点）、足三里。

以下方法也可用：

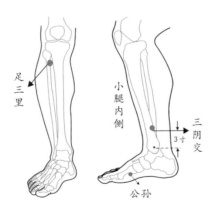

1. 上髎、小肠俞。

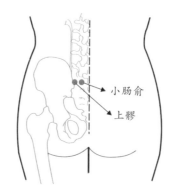

2. 两膝上方痛点，手背腕横纹中点（阳池与阳溪中点）。

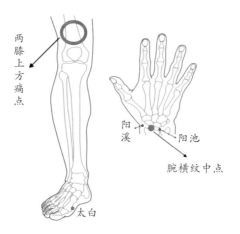

3. 太白、公孙、太溪、复溜。

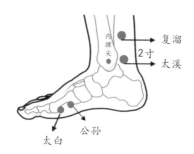

4. 足三里。

5. 搓涌泉发热。

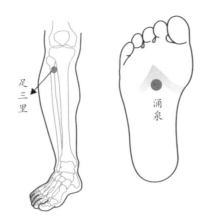

足三里

涌泉

四、坐骨神经痛

坐骨神经痛按摩方法。

1. 坐骨神经痛在手臂与躯体交接部位和肩峰部找坐骨神经点，按5～8分钟，自己治的话，可想办法抵住该痛点，如桌子的一角。

2. 尺泽部位压痛点与腰腿点同压3～5分钟，这个一起用效果非常好。当然耳穴的坐骨神经也可以按压2分钟。

3. 如果还没好彻底，则一人压委中，一人拍至阳穴（空掌拍），同时嘱患者活动腰部。这是我治十几例坐骨神经痛的按摩方法，效果你试试就知道了。这个方法也治腰腿痛。

4. 耳穴坐骨神经点，臀。

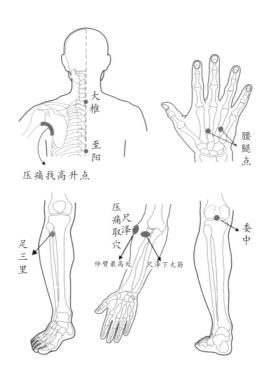

五、关节炎

1. 尺泽、尺泽穴下 2 寸左右痛点，两点同压（5分钟）。

2. 中指背面末节横纹（抵平面物压痛为准）（5分钟）。

3. 按足三里1分钟（稍重手法）。

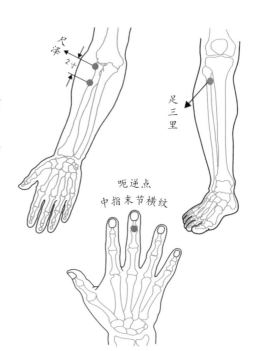

六、发热

翳风至缺盆：脖子后部两侧，上至耳部，下至肩部，手指尽量向前拿揉。

方法：拇指与其余四指分揉脖子两边，从上至下，连续不断，中等力度，持续 5～10 分钟。可两手轮换操作。直到脖子与前额同时微微出汗为止。不要下重手。

如果再拍击百会穴 5～8 分钟，效果会更好。鼻子不通的很快就通。一般感冒，大多一次即可。

用吹风机吹大椎 20 分钟或热敷背部也是好方法。

耳后有个高骨，下面有大筋，按之特痛，吹或热敷这个部位。

如果咳嗽了，好长时间不好，结合用下面方法：按揉曲池穴下 1.5 寸左右痛点（贴骨侧取），解溪穴，耳穴肺，委中穴各 3 分钟。对老人，小孩怕疼的可在按揉的穴位上轻轻按揉后贴活血止痛膏。

强调一下，云门穴向肩膀旁开两寸左右的位置，直通肺经，到大拇指内侧，如果要强化肺经，当从这里开始，按摩好了，脸色不错，脾津运化增强，饭量大，自然胃口就好了。

这组按摩方法对呼吸系统疾病有很好的疗效。如果做艾灸，三孔或五孔灸盒横放心肺部位，灸 2 小时就可以了。

（一）小儿发热

1. 清肺经与大肠经。

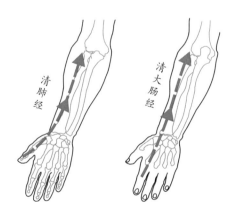

清肺经　　清大肠经

2. 打马过河 20 ～ 30 次，即用凉水放小孩手心，操作者蘸手心水轻拍至肘部 20 ～ 30 次。

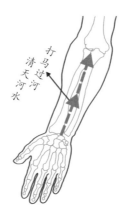

3. 点揉内关、外关。

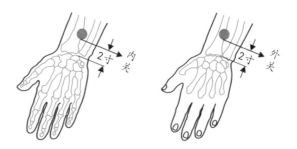

4. 高热压冲阳穴（2 ～ 3 分钟），恩师的宝贵经验。

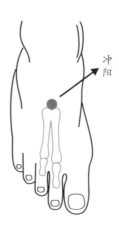

（二）成人发热

1. 压内关、外关2分钟。

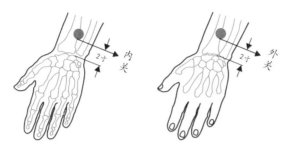

2. 压曲池、合谷2分钟。

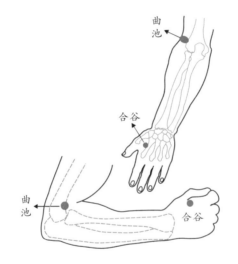

3. 高热不退加冲阳（5分钟）。

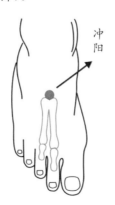

4. 耳尖刺血几滴，有的患者仅此即可退热。

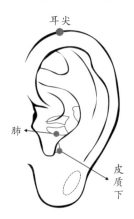

5. 大椎、少商、商阳点刺出血。

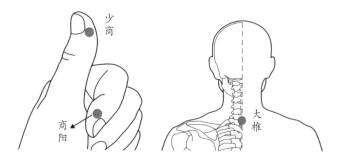

6. 三阳络、三阴交、内关。

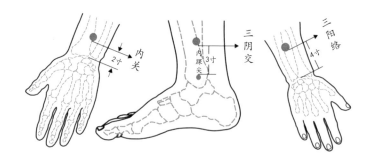

（三）说明

凡发热按压内关、外关、耳尖、大椎、少商、商阳，刺血则无不愈也。皮质下、肺（耳贴），恩师周尔晋先生退热耳穴经验。

七、妇科疾病

（一）胸部

妇科胸部疾病总的来说还是肝的问题多。乳房通肝肾胃胆心。乳房的中线—胃经—上巨虚，内侧—肾经—水泉，外侧—胆经，心包经—内关，乳头—肝经，耳穴乳腺。

理论上不作阐述，只讲保健治疗方法。

1. 拍膻中，畅通胸部气机。

2. 抓腋窝，疏肝邪。

3. 肩井穴聚五脏之气，是一个畅通全身气血的穴位，它和脚底的涌泉穴一起构成一个循环往复的气场，经常按摩它，可以很好地化解身上的瘀血，促进气血的流动。乳房胀痛、乳腺增生，肩井穴处就会比较疼痛，因此是治疗乳腺炎、乳房痛等乳腺疾病最有效的穴位之一。

4. 揪带脉化瘀散结。

5. 拉膀胱经畅通排毒通道。

6. 内关活心血，胃经补气血化瘀，水泉补肾，耳穴乳腺直攻病灶。

7. 脚背胸腹穴。

根据具体情况运用如下：

（1）乳房刺痛，胀痛：抓前腋大筋，抓几次即可止痛。

（2）肿块：治胸部尤其是增生类疾病的特效点，胸部可按背部与胸对应部位或后腰部痛点，揪前腋下大筋，脚背面刮痧，手穴胃肠点，耳穴乳腺，手中指对应点。

（3）腋下长副乳：实际上是肝的问题。按心包经痛点，厥阴肝与厥阴心包经同名经，同气相求。也可以加揪带脉，按上巨虚。

（4）乳腺增生：渊腋、辄筋推几下即可，足临泣、丘墟、风市。

以上方法可自由组合，找最痛的反应点按揉。

（二）腹部

治妇科之疾以肝、脾、肾三经为主，具体理论不多说，这里只讲保健治疗方法。

点穴按摩常用部位：

1. 尺泽，环指、小拇指指缝的腰腿点，腰腿点治整个腹部疾病。

2. 三阴交、阴陵泉、阴包穴附近痛点，大腿内侧正中痛点可按压也可捶击。90%以上的女性阴包穴附近压之特痛，说明有郁结，需要疏通，可循经按压、捶击，应常做，这对生殖系统、乳腺疾病都很有效。

3. 水泉、仆参同压，这是治疗泌尿生殖系统的阴阳共调之法，是经验结晶。

4. 任脉刮痧，一周1次，凡妇女腹部之疾，开通任脉相当重要。

5. 揪带脉。

6. 灸按横骨，三孔灸盒横放。

7. 腰后与腹对应的八髎穴附近找痛点，搓热至脚，最好三孔或五孔灸盒温灸。也可以把屁股V字形边缘痛点揉开。八髎通治男科、妇科疾患，是调人一身气血的总开关，总管下肢神经丛，搓至极热。

8. 女福穴，治疗、镇痛要穴。

9. 抓腋窝。

10. 拍膻中。

11. 耳穴子宫、肝、肾、脾。

12. 妇科疾病在百会稍后按压。

具体运用如下：

（1）炎症：如盆腔炎，附件炎，阴部疮痒，湿热等。按水泉、仆参、阴陵泉、隐白、腰腿点、耳穴相应部位。

（2）子宫肌瘤、囊肿：水泉、仆参、阴陵泉、隐白、腰腿点、大敦、胃肠点，任脉刮痧，阴包穴附近痛点，耳穴相应部位。艾灸的话，灸八髎和关元，时间每次2小时以上。足临泣、丘墟、风市也可治肿瘤。在手脚腕附近找痛点按压加阴陵泉，隐白，耳穴对应部位也行。子宫肌瘤的灸三焦俞、天枢。多压三阴交，促使异物排除。

（3）月经问题：其实妇科病大多是月经病，月经正常了，就没什么病了。量大、提前，气虚；量小、拖后，血虚；量正常，但忽前忽后，这是脾虚；忽前忽后，忽大忽小，肝肾亏虚。调理：灸横骨、八髎，任脉刮痧，拍打大腿内外侧等，早睡。

至于以下情况可这样处理。

痛经：尺泽、腰腿点、女福、揪带脉都可立即止痛。

经血不止：灸隐白，一次一支艾条，按腰腿点。

经血量少：颜色深，有血块，经期可灸一次肚脐，一支艾条。

经期头痛：可拉小腿膀胱经 5 ～ 10 分钟。

女子以肝为本。平时多抓腋窝。拍日月、期门、膻中。大腿内外侧痛点，按隐白。早睡，心情舒畅，自然无忧了。这是治本之法。以上内容供参考，涉及相关部位，以找到痛点为准。

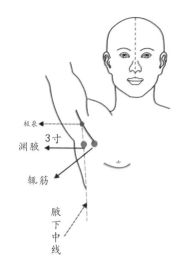

（三）上下部具体操作

1. 上部：揪前腋大筋。

推渊腋、辄筋。

膻中。

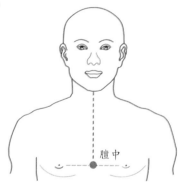

手穴胃肠点。

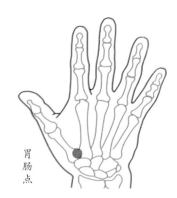

刮脚背面。

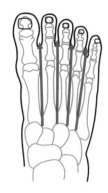

背后与胸对应部位；内关。

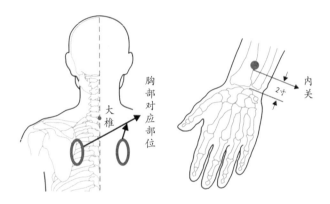

乳房肿块：中线—胃经—上巨虚；内侧—水泉；外侧—心包；耳穴乳腺。

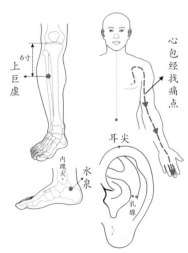

2. 下部：揪带脉；搓八髎；环指、小拇指指缝。

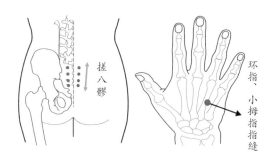

女福，腋窝痛点。

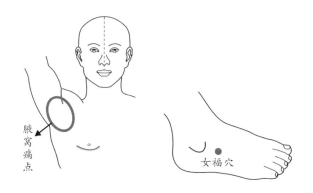

三阴交、阴陵泉；有肿块的加手胃肠点。

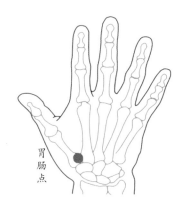

（四）妇科疾病

治女妇科之疾以肝、脾、肾三经为主，具体取穴为：

1. 耳穴中的子宫、肝、脾。

2. 尺泽。

3. 公孙。

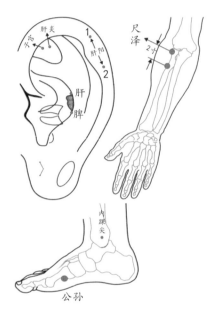

4. 三阴交、阴陵泉、阴包穴附近痛点，大腿内侧正中痛点可按压也可捶击。90%以上的女性阴包穴附近压之特痛，说明有郁结，需要疏通，可循经按压、捶击，应常做，这对生殖系统、乳腺疾病都很有效。

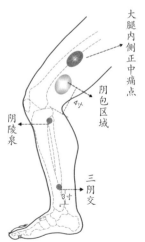

5. 腰后与腹对应的八髎穴附近找痛点。

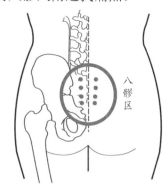

6. 子宫肌瘤的可灸三焦俞，多压三阴交，促使异物排除。

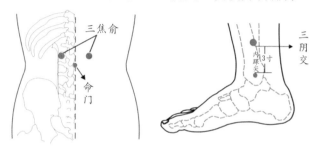

7. 胸部可按背部与胸对应部位或后腰部痛点，揪前腋下大筋，脚背面刮痧。手穴胃肠点也是治胸部尤其是增生类疾病的特效点。

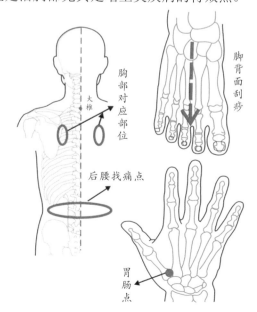

8. 应用举例：

（1）痛经：尺泽配手腰腿点或女福、水泉。

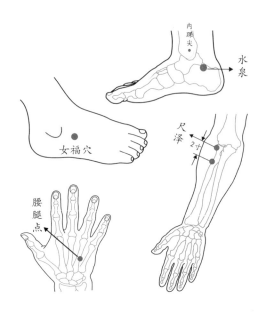

（2）子宫疾病：灸关元。

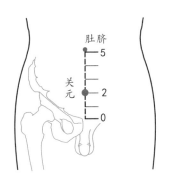

（3）下肢寒、经水少：通里。

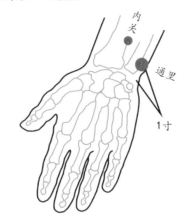

（4）乳腺癌：少泽、足窍阴。

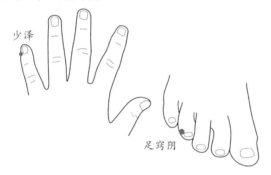

（5）乳腺增生：渊腋、辄筋推几下即可。足临泣、丘墟、风市也可治肿瘤。

八髎通治男科、妇科疾患，是调人一身气血的总开关，总管下肢神经丛，搓至极热。妇科疾病在百会按压之后压。

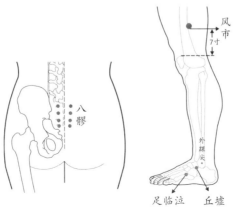

八、男科疾病

（一）常用穴位

治妇科疾病的穴位多数也适用于男科疾病，水泉、仆参，阴阳共调为治男科（妇科也适用）疾病的绝妙组合。病者可从中参考取穴治疗，下面几种详述如下：

1. 阴囊潮湿：阴陵泉、仆参每穴按压 2～3 分钟，当晚即可干爽。

2. 前列腺炎：点压合谷、太冲、公孙、三阴交、阴陵泉，每穴 5 分钟，20 天按压即可。

3. 阴囊积水（水疝）：按压水泉 2 次积水消失。

4. 晚上起夜多：阴郄非常有效，与阴陵泉、委中、第 4、第 5 趾趾缝同用效果更佳。

5. 阴囊肿大：按压大敦有特效。

6. 前列腺增生：这样的病例，老人比较多。

一则医案：老年患者尿频尿不出，小腹胀痛。在医疗点打了两天吊针症状没有减轻，又到市区医院住院两天依然没有改善，医生检查说是前列腺增生，需要做手术，不想做，问有没有办法。我按了云门、中府、孔最、委中。艾灸了肚脐、横骨、脚后跟。前推足底肾、输尿管、膀胱。因患者有 4 天未解大便，又推了肠道反射区。当天症状减轻大半，第二天上午，患者大便两次，小腹没那么胀痛了。脚后跟用的是花盆灸，灸时用毛巾盖住脚。

第二天按少海、阴郄、孔最、阴陵泉、水泉、仆参、手腰腿点、足第 4、第 5 趾趾缝间痛点、小趾下夜尿点，前推足底肾、输尿管、膀胱反射区。仆参穴属肾，肾为胃之关。如此做两次，症状消失。

第一天与第二天为两组方法，都治前列腺。体质差、气血弱的，多灸肚脐、足三里，揉腹。

以上是两套方法的综合运用，理论基础是恩师的人体 × 形平衡法口诀，脏腑辨证。足底，往前推；艾灸，按揉穴位。只做一项，也会有很好的疗效。

（二）具体操作

1. 晚上起夜多：阴郄非常有效，与阴陵泉、委中、第 4、第 5 趾趾缝同用效果更佳。

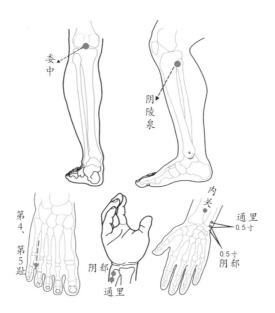

2. 阴囊潮湿：阴陵泉、仆参每穴按压 2 ～ 3 分钟，当晚即可干爽。

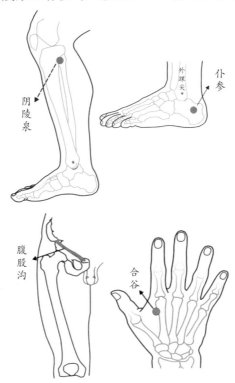

3. 前列腺炎：点压合谷、太冲、公孙、三阴交、阴陵泉，每穴 5 分钟，20 天按压即可。

4. 阴囊积水（水疝）：按压水泉 2 次积水消失。

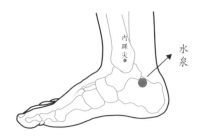

5. 阴囊肿大：按压大敦有特效。

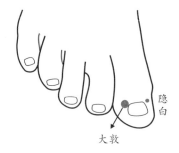

注：水泉、仆参，阴阳共调为治男科（妇科也适用）疾病的绝妙组合。

每天早晨 5～7 点、晚 5～7 点双手摩擦肾俞 199 次，后抚腰作后仰 19 次为男科保健之大法。

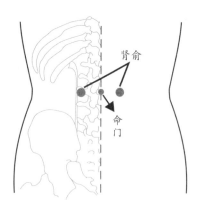

九、肠炎

　　取耳穴上颌、下颌，手部胃肠点配三阴交，如有小腹胀加手环指、小拇指指缝，脚第 4、第 5 趾趾缝间痛点和足部胸腹穴，这是治肠炎疾病的很好方法，在足反射区肠道区刺激当然也会很有效。揪带脉也会很管用。记住：耳穴上颌、下颌对肠道的修复能力很强，这是恩师周尔晋先生的伟大发现。

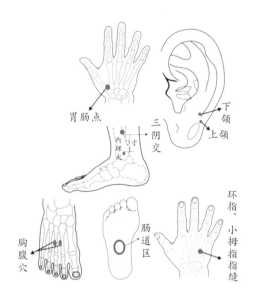

十、失眠

　　1. 轻抚膏肓穴，可很快入睡。

　　2. 耳尖刺血。

　　3. 刮手脚心 49 下或 99 下，向手腕，脚跟方向，按眼眶骨周围，痛的地方多压。

　　4. 鱼际、太冲治后半夜醒有奇效。

　　5. 压肚脐。

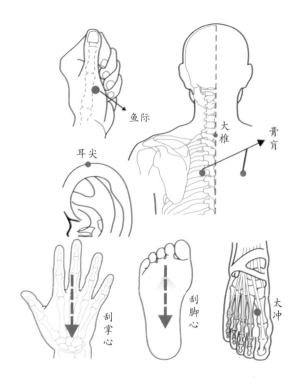

鱼际

大椎

膏肓

耳尖

刮掌心

刮脚心

太冲

十一、"三高"

1. 降压：足弓为高血压特效点，在大趾外侧。

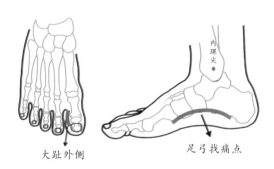

内踝尖

大趾外侧

足弓找痛点

2. 降糖：腕关节至肘关节下 1/3 处。

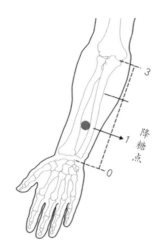

3. 降脂：解溪。

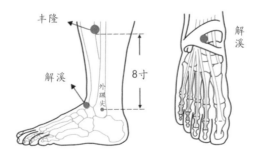

4. 祛湿：承山（全身承受压力最大的筋骨内结之处，另一方面又是人体阳气最盛的经脉枢纽），手三里，阴陵泉，乳头平臂一线，太白（治湿证）。

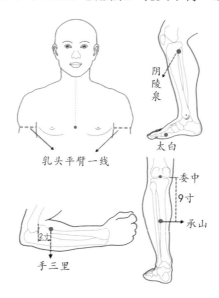

5. 夜间痛：照海；白天痛：申脉。

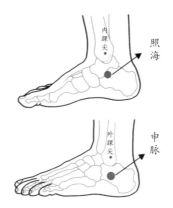

十二、网球肘

为肱骨上髁炎之俗称。其临床表现为肘关节外侧疼痛，用力握拳及前臂作旋前伸肘动作时加重，不能绞毛巾、扫地，局部有多处压痛，而外观无异常。其属于中医学中伤筋、痹证等范畴，系由肘部外伤或劳损或外感风寒湿邪致使局部气血凝滞，络脉痰阻而发为本病。许多针家囿于"疼痛取阿是"之说，临床仅取局部穴位，故疗效欠佳。其实远道选取效穴治疗本病，往往有立竿见影之效。

（一）方法

取穴：冲阳（在足背最高处，当拇长伸肌腱与趾长伸肌腱之间，足背动脉搏动处）。

操作：仰卧或正坐平放足底。取患侧冲阳穴，避开动脉，直刺 0.2～0.3 寸。要求得气明显，行捻转手法，平补平泻。留针 20～30 分钟。冲阳穴，针灸穴位名，乃是足阳明胃经的原穴。在足背最高处，当拇长伸肌腱和趾长伸肌腱之间，足背动脉搏动处。在趾长伸肌腱外侧；有足背动、静脉及足背静脉网；当腓浅神经的足背内侧皮神经第二支本干支处，深层为腓深神经。冲阳，冲，穴内物质运动之状。阳，阳气。该穴名意指本穴的地部经水气化冲行天部。主治口眼㖞斜、面肿、牙痛、癫痫、胃病、足痿无力。近来有人报道还可以治疗脉管炎。

（二）冲阳穴的功用与运用

功用和胃化痰，通络宁神。

特异性：胃之原穴。

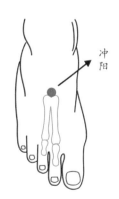

冲阳

（三）主治病症

1. 精神神经系统疾病：面神经麻痹，眩晕。

2. 消化系统疾病：胃痉挛，胃炎。

3. 运动系统疾病：风湿性关节炎，足扭伤。

4. 其他：牙痛。

十三、手脚多汗

手脚多汗，缘于心脾虚。临床中用心经的阴郄、少海或心包经内关及脾经的阴陵泉、隐白，会有立竿见影的效果。阴郄可以管全身水液，少海为合穴，"合主逆气而泄"；尤其下半身湿热，像阴囊潮湿、阴疮、腿部汗多等湿热症状往往只按阴陵泉就可获得明显效果。隐白，通俗地说，凡身上出现不好的东西，按它就可以隐去了。

这几个穴，记住是在穴位附近找痛点进行按压或按揉或按揉之后贴麝香壮骨止痛膏。

如果全身性或一动就出汗，吃饭都出汗，那时间长了会导致心脏功能衰弱，这个方法同样适用。有些人面部皮肤过敏，红肿，抽动，青春痘等面子问题，这个方法也有异病同治之效。里面的道理可以抓主要的一句话，心主华面，隐白隐去不好的东西。关键是坚持，不要指望按几次就能按出金刚不坏之身。

其他小方

腮部毛囊炎：心经的阴郄、少海或心包经内关及脾经的阴陵泉、隐白、孔最。

手脚发热，大便不成形，特别容易粘马桶：拍腘窝、肘窝，按涌泉。

十四、心脏病

（一）心脏疾病治疗思路要点

1. 心肺有邪，其气留于两肘。八虚治法，告诉你要从这入手。

2. 心与小肠表里，阴病阳治。

3. 心与胆别通，所谓胆战心惊是也。

4. 膻中穴。

（二）具体治疗方法

1. 心脏有病的，只要每天早晚拍膻中 500 下，肘窝 500 下，坚持下来就可以解决问题。

2. 心脏病发作，或胸部不舒服，可以从肘窝推到手腕，或下推大包穴，或按曲泽下大筋，内关。

3. 可以在胆经大概与心脏对应部位找痛点，主要在悬钟、阳陵泉、阳关附近。

4. 贴膏药，每晚睡前贴合谷，曲泽下，内关或少海，阴郄或小海或悬钟。用麝香壮骨止痛膏，效果很好，可以交替贴。

5. 十指头对击，或十指头敲击桌面，所谓十指连心。

6. 按足底脑垂体，前推心、肾反射区。

7. 当然也可以在胸前，背后与心对应部位找痛点按压，这是前病后治和后病前治，效果也不错。

答疑

问：我刚才按压膻中穴部位有刺疼感，这种感觉正常吗？是心脏不舒服的才这样吗？

答：压膻中穴部位有刺疼感，就要注意了，要按到不痛。

问：孕妇着凉喉咙痛，有痰，有点咳嗽，可以按耳穴的肺加丰隆穴吗？上午我就按了肺穴效果还可以不怎么痛了，还可以继续按吗？

答：只压耳肺穴即可。

问：老师，前段时间我妈手脚疼，按了尺泽大筋、腰腿点、委中至委阳，现在手脚不疼了，但就是没力气，觉得好累，应该怎么调理？

答：没力气就按黄金线，或灸肚脐一支艾条。

问：贴曲泽下，就是不一定贴在曲泽穴上吧？

答：是的。

十五、精神疾病

我认为精神系统疾病与肝、心、脾的关系非常密切，但主要还是肝脏问题。这类病人群体也很庞大，像抑郁症、自闭症、精神病、癫痫等。目前没有很好的治疗方法，但有些相信点穴按摩，又能坚持下来的人，时不时取得满意效果。我相信这类疾病有好的方法，可很多人没那个缘分。我采用自病自医的点穴按摩方法，一来自己的病自己治，二来不用花钱，只要花时间，可磨心性，也自会有好的效果。

具体的方法如下：

按耳后高骨下大筋、抓腋窝、拍日月、期门、膻中，揪带脉大筋，按阴陵泉、隐白、少海、神门。这算是一个比较完整的调理方案。

耳后高骨下大筋，此处为头面疾病的开关，可以促进大脑供血，所以要重点按揉。

肝有邪其气留于两腋。这就告诉你腋窝的疏通对肝脏的调节非常重要，抓腋窝就是一个很好的方法。前腋这个部位调的是心肺。抓捏得好，对于乳房刺痛、胀痛，捏几下即可，想解决妇科疾病，与揪带脉大筋同做，一上一下，可保无忧。后腋这个部位调的是肾，对腰腿比较好。中间这个部位调的是心、肝、脾。

拍日月、期门，这是肝、胆的募穴，是肝胆精气最集中的地方，拍打可加强肝胆之气的疏通。从×形平衡法的角度看，日月、期门所处的位置在内脏肝胆脾的前面。拍日月、期门应该也属于后病前治了。也可以顺着肋骨缝向侧面推。每天拍拍，推推可以干净皮肤，调理内脏阴阳之气。有不少网友分享过体会。

膻中，喜乐出焉，拍出好心情，拍出人体湿寒之气。

揪带脉位置里面的大筋。《按摩经》云："肾旁左右名带脉，大筋揪起痛更憎，能降胁下阴阳气，六脉调和甚分明。"此大筋交通上下阴阳之气。如果大腹便便，那一定是带脉瘀堵了，每天揪它几十下，1个月后一定会有满意的效果。痛经的话，腰部不适，揪它，效果当是立竿见影。十一肋到髂脊上沿这一区域，竖着的大筋。

见肝知脾是说肝病治脾。脾经之阴陵泉是脾经合穴，合主气逆，治内腑，隐白为井穴。阴井属木，与肝木同气相求。当然也可在脾经其他穴位附近找痛点按揉。特别是公孙穴，凡与筋有关的病，拨公孙穴会有立竿见影的效果。如腿抽筋、肌肉紧张、抽搐等。有眼袋揉公孙穴、少海、神门后，贴麝香壮骨止痛膏。

如果加按百会和足底推按效果会更好。整个足底前推，先按大趾腹痛点再推。

如果你时间充裕，耳穴也可以按按。

双合谷、双太冲、双神门双耳后高骨下大筋，也是一个不错的组合，大家可以交叉使用。这个看起来很费时，实际操作时可以把拍日月、期门，揪带脉大筋放在睡前做，其他的加起来也不会超过半小时。心经与脾经只按左边，推足底每只脚推 3 分钟脚就会发热，能在痛点贴膏药的，按揉后就贴，每穴揉 2 分钟。这是调理方法，平时要早睡，少看手机电脑，少食寒凉食物。没事敲敲脚后跟致脚热。这是我的方法，供参考。

调理治疗的要点

1. 慢性病、重病的治疗：首先要按压手脚大指趾上的痛点，刮大指、趾两侧及前部促进血液循环，兴奋脉冲神经启动大脑指挥系统。

2. 点穴按压要点：

（1）关节类痛症与肺有关，治疗先找高升点，配压耳穴、全息穴，经穴等。

（2）筋病，点按曲池，也可加尺泽、相应高升点、耳穴、全息穴等。

（3）每次治疗关节类痛症，应叩击云门、中府部位痛点 19 次，重压足三里（上下找痛点压）10 秒，其他疾病只重压足三里，以此作为结束手法。

3. 病穴相应，有病必有高升点，找高升点是关键。

4. 点穴最好阴阳同点，如内外关，申脉照海，水泉仆参。尤其手、脚穴两面同点。

5. 点穴时嘱患者活动患处，不便活动的可拍患处，胸部疾患可深呼吸。

6. 在按摩中如患者面色苍白、呼吸困难、心中难受等。要将患者平躺，双脚高于头，压少府穴可解。这一点非常重要。

附录：宣宾老师家庭保健公开课讲稿

压穴方法

　　首先我要讲的第一个问题就是压穴，怎么样按压这个穴位，这个非常重要。很多人压上去干什么？受以前的那种方法的影响比较深，认为越痛效果越好。有些人按着那个地方很痛，他就死命地去压它（痛点），压得患者嗷嗷叫。第一次给你压，第二次他不让你压。为什么？因为你压得太痛了，他受不了。本身还有些人心脏功能不太好，如果你压得不好 他一下就晕过去了，有这样的吧？

　　所以，我要告诉大家压穴位的技巧，怎么样压得不痛，而且效果又特别好。实际上都可以做到不痛。首先第一步，先找到痛点，就是找穴位，要把最痛的点找到。第二步，在这个痛点上按压穴位的时候，要慢慢地加力，随着患者的呼吸，他呼吸你呼吸，呼吸同步、呼吸共振了，慢慢加力是不痛的，或者在痛点上采取揉的方法，按住痛点左揉100下、右揉100下，是不痛的，谁都可以接受。这是两种方法。

　　第三种，可以在痛点上采用按摩棒，用比较圆头的按摩棒，或者比较厚一点的刮痧板的头，在痛点沾点油轻轻地上下刮，不痛且效果很好。不是说越痛越好，用这种不痛的方法，效果也是非常好的。

　　第四种，你可以在痛点上揉过之后，贴上麝香壮骨止痛膏，为什么要麝香壮骨止痛膏？壮骨首先它是补肾的，所有的疼痛，要是心肾相交就行了，所以用麝香壮骨止痛膏。很多的疼痛和肝心有关，壮骨止痛膏调肾的，肾是什么，是肝之母。

　　第五种，云南白药粉末，醋蜜调成丸敷在压痛点上。

特效部位

我们所讲的部位当中，最常用的是尺泽穴。因为这个穴调理全身毛病，包括全身的疼痛，你就按这个穴位立马可以缓解50%。有些就按这一个穴就好了。所以这个穴位非常重要，哪怕以前没学过，这次就把这一个穴位学好了就值了。所以我们要经常地压这个穴位，它也是一个保健的要穴，记住，它不但是治疗的穴位，它也是保健的重要穴位。它调的是肺经，调的是肺，我们身上所有的毛病都是气病血病，气血之病，生病了就是气血不通。所以压尺泽调的是肺经，气到血到之后还有病吗？就不会有问题。

第二个点，我们用得比较多的是手上的腰腿点，环指、小拇指指缝这个腰腿点，这个点是调腰腿以下的毛病，就是整个腹部、腿部的病归它管。那么，腰腿以下有哪些病呢？特别是腰上的病很多，腹部这一块有内脏在里面，肝、脾、肾、膀胱、胆囊都在这儿。肚子痛了，胆结石、肾结石疼痛，你点上这个穴位，很快，也就那么一分钟不到，疼痛就停止了。包括女孩子痛经，就按这个穴位，很快也就不痛了，但我们最常用的是什么？尺泽和腰腿点同时按压，调理全身疼痛。一手找到尺泽部位压住，另外一只手压腰腿点，腰腿点一定是正反同时压，一个指头在下面托着，另一个指头压腰腿点这两穴同时按压。如果腰有问题的，活动腰；颈子有问题的，活动颈子；肩膀有问题的，活动肩膀；膝关节有问题的，活动膝关节。腕关节、肘关节也一样的，一定要按着穴位活动患处。患处不好活动的，深呼吸就可以。还有一种方法，如果说肚子胀，胸口不舒服，或者说疼痛，可以让患者深呼吸憋气，大家记住，这是一种非常好的方法。深呼吸憋气，憋到不能再憋的时候呼气，憋多长时间呢？一般来说7次、14次、21次。一般来说，有7次到14次之间，那个疼痛就止住了。

那么手上还有另一个腰腿点，在示指、中指指缝。这个腰腿点是干什么用的？它是一个特效、秒杀的穴位，就是说有很多人，胯骨上沿这一块酸，很多人是比较酸，不痛，那就压这一个穴，很快，也就那么十几秒时间就好了。如果你压示指、中指指缝疼痛的话，就可以诊断这个部位经常是酸的、胀的，它既是诊断的穴位，又是治疗的穴位。如果这个地方经常酸胀，压这个穴就会很胀、很痛，一按这个地方就好了，就这么简单。记住，这个手背指缝里面，因为指缝比较长，可以在骨头缝里边的正中间、骨侧的两边去找，一定要找到痛点，有些人点上去就很痛，有些人要找一下，大家自己试一下。

第三个重要的部位，就是我们小腿内侧的痛点，群里面说了叫黄金线，保健的黄金线。这三条线上所有的痛点，如果能坚持一个月、两个月下来，会有意外的惊喜。如果能按到小腿内侧都不痛了，那么身上所有的毛病基本上可以清除了。人就正常了，这个黄金线的作用非常大。它调的是肝、脾、肾。肝脾肾三条阴经是从这儿走的，还有阴跷脉，阴跷脉开通的是五脏。一定要记住，这句话非常重要，阴跷脉开通的是五脏，心、肝、脾、肺、肾，归阴跷脉管，在我们的小腿内侧。冲脉也是从小腿内侧走，冲脉为十二经之海，所以小腿内侧是非常重要的。小腿内侧按的时间长了，按到不痛了，就可以上升到大腿的内侧。大腿的内侧最痛的地方是阴包穴和大腿正中间的这个痛点，那是非常痛的。如果血糖比较高的，就按黄金线＋揉屁股＋内关穴上面，就这一块的痛点经常按按，血糖就会非常稳定。

还有一个重要的是手上中指末节指横纹。这个地方干什么用？我用得最多的，第一个是治胃病，胃上面有问题，可以按这个穴；第二个是治膝关节疼痛，膝关节疼痛、上下楼膝关节很疼的，可以自己在桌面上抵一下这个穴看疼不疼。第三个是治呕吐，孕妇妊娠反应呕吐，也压这个穴，一般两次、三次就可以了。第四个就是呃逆不止、打嗝。呃逆不止的也压这个穴，特别是重病的人，到了晚期，打嗝打不停，那就比较危险，压这一个穴位就可以止住，所以你看它的作用大不大。我们人身上有两个宝贝，咱们把它当成宝贝，就说是我的心肝宝贝，那么这个穴和心肝都是相通的，所以是不是宝贝啊，这个穴位很重要。

那么手上还有个点很重要。特别是左手上面有个大鱼际，鱼际是什么，是心脏的救心丸。那么这个鱼际怎么压？如果按传统的压法效果不大，这个穴位在什么地方？在我们手背，看一下这个拇指本节、指背，穴位在它的反面。怎么压呢，用你的手握住患者的大拇指，用你的大拇指往里面挤压，如果患者心脏有问题，这里会特别痛，这个部位即是诊断点，心脏有问题，按这个穴位是很痛的，压这个穴位也治心脏病，这是一个非常重要而且也是我经常用的穴位。

　　还有心经上的阴郄穴，这个穴位经常用，有很多毛病要用到它。记住这句话，它通调全身的水液，全身的水液归它管，这是我用的实际经验。还有我们面部的问题都会用到它，包括我们身上的汗比较多，也会用到它。手腕心经上这一段当中有4个穴位很近，你要是真的不知道，在这一块儿揉一揉，贴张膏药就行了。

　　那么接着往肘部方向走，还有一个心经的少海穴，少海和阴郄经常是两个穴同时用的，用了少海就会用阴郄。面部出问题，比方说有的女孩子喜欢美容，擦了产品之后脸上出现过敏，起红疹子，怎么办啊，美容院没办法给你搞定。有很多人打电话给我，我就告诉她，阴郄、少海加个阴陵泉、隐白，4个穴一次、两次就搞定了。为什么用4个穴，因为中医上讲心脏时有一句话：心主华面，心主面部的颜色，面部的问题归谁管？归心管。为什么要用到阴陵泉和隐白呢，阴陵泉是脾经上的穴位，人身上的湿热归阴陵泉管，你看这个穴位和我们的头面是不是对应的，如果把这一段看作是一个人，阴陵泉和头面是对应的。隐白，大脚趾头跟我们头面是不是对应的，隐白这个穴位最大的功能是什么？是能把我们身上不好的东西隐下去。这四个穴位就可以解决你面部的问题，面部起红疙瘩、肿了、化脓，都可以按这四个穴。其中有一个网友打电话给我，就是他的母亲面部肌肉僵硬、抽动，逐渐整个面部的肉就硬了、抽动，根据五脏的辨证，抽动跟什么有关，跟肝有关，那么心主华面，跟心有关，辨证一下跟肝和心有关。那么穴位取什么，取心脏的穴位是阴郄和少海，阴郄管全身的水液，如果面部这块硬了，是不是要用水来软化。肝上的问题，怎么取到阴陵泉和隐白？因为中医有一句话，见肝知脾，所以咱们用脾脏来治肝脏，这四个穴用上去，两天就好了，外面的皮掉了一层，皮肤不硬了，脸也不抽了，就这四个穴，它的作用非常大。还有些人手脚多汗，这样的人多吧，也是用这四个穴，就可以解决这个问题。

　　曲池下，这个部位是在手阳明大肠经上面，大肠经跟肺经是表里经，这个穴位，跟我们的肺部是对应的，既治疗我们肩和腰的毛病，跟尺泽的功效是一样的，也对治咳嗽效果很好，特别是那种久治不愈的咳嗽。这个点怎么压，曲池往下走一拇指的地方，贴着骨头按压，是非常痛的一个点，在手三里穴上面一点点，不是手三里。咳嗽的治疗方法是曲池下＋解溪＋委中＋孔最，别看这四个穴，非常有讲究，曲池下是大肠经，肺有问题，咳嗽了，咱们找他的阳经曲池下。那么委中呢，肺与膀胱是别通的，所以找到委中，膀胱经上有堵，一般是委中堵得最厉害，委中这个部位跟我们的胸部基本上是对应的，咽喉这个部位跟委中几乎是对应的。那么解溪呢，解溪是胃经上的穴位，胃经上的穴位跟肺经是什么关系呀，是土生金的关系，那么孔最穴呢，孔最穴就是身上所有带孔的出现问题都找它。

下一个是孔最穴，非常重要，记住一句话，身上所有带孔的出现了问题都找它。想象一下我们身上有哪些带孔的，只要是带孔的出问题都找它。有些人说我便秘，痔疮不好治，怎么不好治啊，只要把孔最穴上下一拨，便血的，拨两次就不便血了，便秘的，拨两次就不便秘了，大便解下来比较硬的，拨两次就不硬了，就这么简单。那怎么拨啊，用你的手按那个穴位也可以，但孔最穴的找法很有讲究，要是按照书上的找法你找不到，你按上效果就不太好，但是用我们的找法，你拨上去它就有效，如果真的不会，就顺着肺经，拿一个刮痧板，就在孔最穴的上下去刮，一定能刮住那个结节，把那个结节刮几下、几十下就可以了，基本上刮两次就好了。所以这个穴位的作用非常大。我们身上带孔的，包括肠子也带孔的，包括我们的胃，皮肤有毛孔，都归它管。孔最是肺经上的穴位，因为带孔的通道不通畅，最容易发生淤堵，要经常疏通开，所以刮孔最是非常重要的。

曲泽在哪儿，心包经是吧，咱们手肘附近，把手肘这样的曲起来，曲泽穴下一拇指的地方，在这个部位就能摸到下面一根大筋，很粗的一根大筋，如果按这个地方特别痛的话，说明肩膀有问题。曲泽下大筋管什么用的，从肩膀这条线疼痛到颈椎部位，还有肩膀正中这个部位疼痛的，特别（肩膀）正中这个部位疼痛的，一边按一边耸肩，就十来下马上松开就好了，就这么简单。

咱们头上还有一个非常重要的部位，头上重要的部位就是耳后高骨下这个大筋，耳后高骨下这个大筋，记住一句话，它是整个头面的开关，就是头面部所有问题归它管，头晕头痛的，把这个穴位揉一揉，症状马上减轻，这根筋在哪儿呢，一般说头侧过来，就能看到这根大筋，往上捋，是不是摸到脖子上面耳后高骨下面呢，它们是连在一起的，这根大筋在哪儿，就在耳后高骨下，你摸着它，是很痛的，这个部位很痛，说明你面部肯定出现供血不足了，有些人血压比较高，到处找方法，找药吃，其实高血压，如果勤快一点，根本不需要吃药，手往下捋，每一边早晚 60 下，不用吃药，血压就降下来了，可很多人懒得做，宁愿药往嘴里喂，吃一辈子都可以，但是，这么简单的动作却不做。

咱们胸口有个膻中穴，很重要，这个穴位调人身体一身的气机，咱们用它最多的是治心脏的毛病。我给别人治心脏，一般来说都教给他自己做，如果到我这儿来，我给他揉揉穴位，回家就是让他拍膻中，一般三五百下，然后拍肘窝，三五百下，这个就是治心脏。膻中、肘窝，让他天天拍，心脏功能会慢慢恢复过来。如果按到左手鱼际有痛点的，那就得天天按，因为随着年龄的增长，我们的气血都是不足的，心脏功能都会减弱，所以我建议大家天天拍，人老从哪儿老，从膻中这儿老的，免疫力下降，就从这儿下降的，所以天天拍就好了。

期门穴和日月穴，一个是胆经的募穴，胆经的募穴是日月，日月是不是阴阳啊；期门穴是肝经的募穴，男同志比较好找，男同志的手正好是一掌，大指贴着乳头，一掌正好摸到骨缝下边，骨缝下来这个地方正好是期门，再往下一根肋骨缝，侧面一点就是日月。这两个穴位用手一巴掌正好都能拍到，咱们在调肝脏时，就会用到这两个穴，一天拍 300 下就可以了，为什么要拍呢，因为能治很多很多问题，首先是肝胆的问题，第二个是胃的问题，第三个是乳房疾病的问题和心脏的问题，都归这个地方管，所以很重要，如果每天推它，肚子一会儿就会咕咕叫，就得气了，里面的瘀滞就滑动了，所以这个部位要经常推一推。如果用按摩棒，这个缝很小的，插到缝里往侧面推。如果用手感到累，那用按摩棒找到痛点轻轻往里推，这个是非常省力的一种方法，既要让它好，还要让它巧，用巧劲。

阳陵泉这个部位，下面有根筋，它管什么用的，就管我们偏头，调胆经时要用它，有偏头痛的，阳陵泉一拨，有种麻麻的感觉到脚背，就说明你拨对了。阴陵泉这个部位，是顺着你内侧的胫骨往上推，推不动了，那个地方就是阴陵泉，然后用手指往骨头里面挤压，往骨缝里面挤压，如果特别特别痛，很多人都痛，这个部位痛，说明一个脾湿，再一个男科或者妇科的毛病，这个部位都会很痛，所以它是调生殖系统疾病一个非常重要的部位。

悬钟是髓会，所以它是补肾脏的一个重要穴位，很多人的悬钟穴部位是非常痛的，这个地方疼痛可以说是胆经上面有淤堵，所以它的这个地方疼痛，有时候可能是颈椎上面有问题，还有一个就是甲状腺结节，都会有问题，也就是肝胆出问题了，这个部位都会很痛。丘墟这个部位，也是胆经上面的，这个部位也是非常痛的一个部位，如果很痛，就代表你的肝胆淤积比较厉害，我们调肝胆的时候，往往就是阳陵泉和丘墟、悬钟，这三个地方都要疏通开，有些人喜欢敲胆经，敲了以后睡不着，后来上火了，为什么，因为下面没疏通，疏通上面了，火气、热量都跑上面来了，没有下去就睡不着烦躁，应该是把下面疏通了，再来敲胆经就不会出现这个问题了。就像我们做调肝胆一样，有些人调了之后睡不着，为什么，因为下面没疏通开，所以要把太冲和行间这个部位，往下一疏通就好了。

女福穴，这个穴位，可能很多人找不到，一定要记住一句话，恩师说得非常经典，就是在这个部位去找痛点，不压不痛，一压特痛。恩师书上画的图为什么不是那么精确，因为每个人的反应点是不一样的，所以不能够精确，要是太精确了，有的人在那儿没找到，就说你这是骗人的。所以恩师书上的话一定要记住，特别经典的一句话，就是不压不痛，一压特痛，找到了这个点就可以做出很好的效果。不是说咱们老祖宗的东西不好，关键是你不会用，中医里有很多东西都是非常神奇的，只不过我们现在用的人不是很多，很多人不相信，特别是生小孩以后产生的那种宫缩痛，医生是没办法解决的，但压这个穴位，一压就不痛，压这个腰腿点，一样可以，腰腿点和这个女福穴是对应的，这两个穴同时压，效果更厉害，一定要记住，女福与四五指的腰腿点，如果同压的话，特别是止腹部这一块的疼痛，效果是非常地好。

胸腹穴，看一下这个名称，就知道代表胸和腹的问题归它管是吧，所以这个穴位很重要，这个穴位我用得比较多的，就是岔气，这个人岔一口气，有些人好多年都好不了，压这个穴位，让他深呼吸，马上就可以了。说明这个穴可以调理胸腹的气血。

隐白，这个穴，记住一句话，你认为自己身上出现了不好的东西，就找它，特别是头面部，它和我们的头是对应的。隐白是脾经上的穴位，脾是土，土生万物，土化万物。隐白就是把身上不好的东西隐下去，这个穴位的功能非常的强大，所以我们很多时候都可以用到隐白穴，它是十三鬼穴之一，在用这个穴位的时候，我更多的情况下，是让患者自己压，自己做，自己的病自己治，包括好多女同志月经不调的，来月经，十几天，二十天还干净不了的，怎么办呢，就艾灸止血，拿艾条灸隐白，有时候灸一支不行，灸两支就行了，有人认为艾灸不行，灸十分钟肯定不行，量不够。

那么后背上面还有一个穴，我们恩师书上说的，治坐骨神经痛的一个穴，这个也得告诉大家，治坐骨神经痛的，它在哪呢，这不是锁骨吗，这是手臂，手臂跟躯体交接的那个部位，正好是肩胛骨的侧面，如果自己用手推，肩胛骨的侧面，推上去会很痛的。那个点不要这样抠，你是抠不到的，推过去在哪呢，正好是抵到肩胛骨的侧面，肩胛骨侧面这根大筋。这个点治坐骨神经痛，也是让你扬名的啊，如果找对了，立马就好了，很多人看了书，不知道那个位置在哪，都找不到，为什么找不到啊，因为恩师的书上，他是画了个圈的在那儿，画了个圈，你就要在那个圈里面找，能找到痛点你就成功了。很多人说，他压那个点没有用，没有用说明他没找到。

我们说的压委中，一定要记住，这个委中穴，传统的委中穴是在这个横纹的中点是吧，那咱们找的这个委中穴，是在委中穴的下侧，找最痛的点，找到这个痛的点按上去，不要用很大的力，就点按上去就行了，然后另一个手拍患者的至阳，一定是空掌，空掌拍至阳，这个至阳穴在哪呢，在肩胛骨正中间，一边拍至阳，是空掌拍至阳，一边让患者自己晃动屁股，这个方法，如果是晃腰它是治腰的；如果颈椎有问题，拍的时候可以动颈椎，它是治颈椎的；如果肩膀有问题，动肩膀。

那么耳穴呢，我经常用的耳穴有几个，那是针对特殊情况用的。第一个耳穴是肺，耳穴的肺，有上肺下肺，那我用得最多的是下面这个，下面这个肺手伸进去一捏就可以了，治咽喉疼痛，包括鱼刺卡喉、咽喉肿痛的。上面小舌头发炎了，都点这个，多长时间会好，十秒钟时间，在点的时候，让患者的舌头在口腔里面转一下，有唾液出来了，数一二三四五六七八九十就吞下去，患者说他吞水都不行，我说你吞下去，然后就没那么痛了，所以耳朵肺穴，治咽喉疼痛。现在有很多小孩，一咳嗽喉咙就发炎，就点它，贴个王不留行籽，就好了，就这么简单，大家以后会经常用的，那么你调肺，是不是会用到耳穴，那就点一个肺穴，所以我用得最多的就是对应的五脏的穴位，耳朵上面五脏六腑的穴位，加上肢体的对应穴，要是调腰，耳穴只压个腰；要是调颈椎，耳穴就压颈椎；调肩膀，就压一个耳朵的肩膀，只配一个，不要配许多，力专则效宏，这一个穴就够了，压的时间够长，它的力度，它的作用就够大，不要压很多的穴位。

　　其实我们恩师在书上已经告诉大家了，当你配了七八个穴位，恩师还在后面加句话，主要的穴位是某某穴，都有这句话是吧，其实恩师已经告诉你了。

　　耳朵上面还有一个，用得比较多的是上颌、下颌，讲到上颌、下颌的时候，我们顺便把肠道的疾病说了。上颌下颌，这个穴位，你记住一句话，它对肠道的调节和修复功能特别强大，最厉害的就是慢性肠炎，医院里说肠炎不可治，治不好。我就用上下颌、三阴交、手部的胃肠点，就这四个穴。手部胃肠点在哪呢？大鱼际，书上说在哪呢，这不是生命线吗，我们的大鱼际在哪呢，在这个部位，尤其是在这个点，摸下去有个小骨头，如果肠胃有问题，这个点是很痛很痛的，所以按按这个地方它不痛，但是点到这个地方就不一样了，那就会很痛，只要胃有问题，这个地方是很痛很痛的，因为这个部位，在手八卦穴当中它属艮卦，艮卦对应的是胃，艮卦是不是土，所以点的这个地方，它会很痛，那这个点，就是我要找的点，跟手穴的胃肠点是不一样的。这个肠道疾病，特别是慢性肠炎，就用这几个点，就能把它治好，结肠炎也可以啊，但结肠炎加什么，肠道的疾病，一个孔最，记住啊，在后面加上孔最穴，足部肠道反射区和小腿外侧的上巨虚、下巨虚，上巨虚、下巨虚是大肠小肠的下合穴，合治内腑，所以如果你大肠小肠有问题，这两个点是不是会非常痛的，所以肠道疾病，加个足底肠道反射区，加上上巨虚、下巨虚，加上前面的上颌、下颌，那所有肠子的问题这几个地方能把它治好。那么有些人说足底肠道反射区怎么做啊，我只讲我的做法，至于你们用其他的方法我不管，你可以试一下，我是用按摩棒，那种扁头的按摩棒。所有足底的反射区，我都是从足跟方向往脚趾头方向推，从足跟一直推到肺这一块，就往前推，哪个地方痛，就在哪个地方多推，推二十到三十下，不要推多了。那么肠道反射区这块痛，有些人是肠道有问题，这么一推会很痛，那就不用使劲，因为这个按摩棒比较平而且比较厚，它推上去不是那么痛，如果是那种尖的、薄的刮痧板，刮上去就会很痛，所以说有些人做足底会很痛，因为是用很尖的东西做就会痛，如果这么轻轻往上推是不会痛的，就往前推，如果把整个足底这么推一遍，只要二三十下，脚就热了，那做一个普通的足底按摩要多长时间，有人做一只下来要半小时，那我们就那么几下就热了，脚底热了，说明气血过来了，气血过来了，那还有问题吗？所以足底按摩，我用得最多的就是推足底，把那个痛点找到，推的时候那个部位如果有问题，它下面是有结节的，是有结子的，如果在那个结子上用力按会很痛，那么轻轻地往上推呢，比如说那个地筋，大趾一扳起来，中间有个筋，如果你给两边拨，有些人会跳起来，太痛了是吧，如果顺着这个筋往前推，就没那么痛了，为什么要横拨啊，咱们直着推、直着拨、直着往前推，是完全可以的，千万记住，筋喜柔，筋是喜欢柔的，它不喜欢硬的，硬跟它来它会折的，慢慢揉它，会开的，柔的手法，会让别人舒服，在舒服的过程当中，就把这个病调了，我觉得这个方法是最好的。

注意事项

我们做自我保健，包括按摩或你帮别人做按摩，有一点要特别强调，大家一定要记住，有些人气血特别虚，心脏功能又不好，碰到这样的人一定要小心。首先，你一定要先疏通他的心脏，把肘窝到内关这一段打开，怎么打开呢，帮他揉肘窝，包括少海、小海附近，就是手臂内侧，外侧把他的曲泽下这个痛点揉开，一直推到内关，这一段一定要疏通，有痛点要把它揉一揉，然后再来点穴治疗就不会有问题。还有些人，你动一下他就会晕，这么做一下他就不会晕了。万一你没有这么做，给他点个穴，哐当，倒下去了怎么办，不能急，不能害怕，一定要很沉着，有些人晕了，首先要把他放平，把他的脚抬得比头高，然后，按他的少府穴，就是跟我们这个四五指指缝腰腿点是对应的，手心跟手背上的腰腿点是对应的，你就掐这个少府穴，少府穴是心经上的荥穴，这个穴位在董氏奇穴当中叫手解穴，解放的解，解什么呢，解人体气血错乱，人身体气血错乱了，就可以点它。人晕了就是气血错乱了。如果还不行的话，再点太冲，有些人掐人中，把人中掐破了都没掐过来，为什么，人中是一个急救穴不错的，但有些人点它是点不过来，但是你压这个穴，一点就过来了，力度可以大一点，这个时候，力度大一些没关系，他不知道，你压他没关系，他要知道会骂你，碰到这类事，首先不要紧张，不紧张就可以处理，这个就是按穴位时一定要注意的问题。

捏筋部位

第一个筋是耳后高骨下这根大筋，捏不到怎么办呢，咱们揉这个大筋，这是管头面的开关，我们后面在讲课、讲治疗的时候，这个穴位会经常用到，可以揉它、按它都可以。第二个大筋，是我们脖子前面的大筋，眼睛平视，侧过来头往下一低，这个大筋，就出来了。捏住这个大筋，从下往上捏，它的作用是治颈椎，颈椎不好的，经常捏这个筋，那么颈椎问题就不会有了。捏这个筋还可以治咳嗽，我用它治咳嗽比较多，其他的用得少。还有一个落枕，就自己抓一下这个筋，慢慢就过来了。有些人落枕了，好多天好不了，疼得要死，头转不过来，怎么办呢，躺在床上不动，捏这根筋，扭到哪边就捏哪边，哪边落枕了就捏哪边的这根筋，同侧。

下面是缺盆大筋，这根筋我摸了好几年没摸到，书上说摸到这个筋，有股麻麻的感觉到手指，手臂的后侧会发热，肩、背、胸都会有感觉，我摸了很长时间都摸不到，但是我今年摸到了，就把它说出来。这条筋的作用很大，管整个身体的侧面，捏哪边就管哪侧，如果拨得好的话，头上是有感觉的，心肺这条线都会有感觉，包括腿也有感觉，手臂就更不用说了，一拨就有一股热气和麻麻的感觉到手上。它的位置在缺盆靠近脖子的地方，缺盆跟脖子交界的地方，摸一下有根筋，推一下这个筋，一股麻麻的感觉，能不能到手，就要往前面稍微拨一下，一拨就会到手了。这个缺盆大筋，是调整人侧面疾病的。那么有哪些疾病呢，包括肩周炎、颈椎、头、偏头痛、心脏功能等，比如心里不舒服，或者后背不舒服，包括胃，腿不舒服，都可以拨这个筋，它是整体的，功能非常强大，调侧半身的。

腋窝大筋，这个非常重要，腋窝分前中后。手抬起来有前中后，分前腋大筋、后腋大筋、腋窝大筋三种。第一个前腋大筋，手抬起来前腋大筋就露出来了，这个肉比较厚，这么捏它，一捏嘎嘣响就捏对了，有些人太痛了，就不要用力捏，慢慢捏，再捏过去就行了。有些人，特别是女同志，或者是有些心脏不舒服的，把这个筋露出来，嘎嘣两下马上就好了；还有些乳房胀痛的，特别是现在就痛的，捏两下马上就不痛了，这个效果是非常好的，立竿见影。有些人说我这个乳房上面有毛病，有增生的，有结节的，怎么办呢，就天天捏它，20天左右这个结节会变小，甚至变没有了。如果再结合调肝胆的话，它的效果会更好，前腋大筋，治的是心脏和肺脏的毛病，治的是心肺。那么后面这个大筋，手一掐，从下往上捏，能够捏到的，躺床上好捏，穿很多衣服就捏不到，这个大筋调的是肾，腰、腿、背都可以，后腋这个大筋，女同志手小够不着肩胛内侧部位，可以在这个部位拉一把过来，再捏腋下这个大筋，方法要注意。有些人长得很魁梧，手长得比较宽，可以一把就捏过来了。手小的可以在这边拉一把过来，再捏捏大筋，如果肩胛骨内侧这个地方疼痛的，基本上拉个三五下就解决问题了，两种拉法，一个是自己捏，另一个是拉一把带过来捏一下，调的是肾背腰腿，记住它。中间这根筋调的是什么，调的是心肝脾，如果你抓到大包了，大包是脾经的络穴，它这个部位，脾经大包这个部位，也是非常重要的部位，大包，也是调理腰腿疾病的，还有它是调心脏的。那我们看一下这个腋窝，抓腋窝调的是什么，心肝脾肺肾五脏，一个腋窝就可以把五脏调好，最简单的躺在床上就能做，自己救自己。

带脉大筋，它调的是阴阳二气，最大的功效是解结。带脉在腰部，从腹部天枢一直到侧面，这一块都属于带脉大筋，从侧面捏可以捏到四根到五根，捏五层，一层一层地捏过来，有五层甚至六层的都有，这根筋干什么，如果是腹部疼痛，把筋捏过来以后，基本上捏一下它就不痛了，就这么快，特别是女孩子痛经的，嘎嘣一下就好了，就不痛了，包括胆结石、肾结石疼痛的，都是这么捏它一下，马上就可以不痛。特别是腰很粗的女同志，肯定就是带脉不通了，怎么办呢，经常捏这个带脉大筋，天天捏，你的腰肯定会瘦一圈，多长时间呢，一个月瘦七八斤没问题，只要你能够坚持，肯定会奏效的，所以这个带脉大筋非常重要，带脉大筋也是跟肝胆关系非常密切的，接着往下就是阳陵泉大筋，阳陵泉大筋是调胆、偏头痛、脚背疼痛的。脚背疼痛拨阳陵泉大筋，麻的感觉过去了，脚背就不痛了；偏头痛拨一拨，马上症状就减轻；早晨起来嘴巴里面苦的，可以拨阳陵泉大筋，当然，推脾经，按黄金线，效果是一样的，见肝知脾；推黄金线也可以治早晨起来口苦的，都可以，包括口臭的，口臭一般人认为是胃的问题，其实是肝的问题，调肝就能调好。包括我们的胃病，所有的胃病都跟肝有关，因为拨了阳陵泉大筋，脾经会好，脾经所有的营养，它就可以通过肺来输布全身，脾经调好了，肺它也会好，肺和脾经是同名经啊，所以它们同气相求，阳陵泉大筋也是非常重要的。

再往下还有一个太溪大筋，太溪穴这个大筋，如果你的身体太差了，这个大筋可能会隐到里面拨不到，怎么办呢，用手在这个部位多搓一搓，慢慢它会出来，在内踝骨尖斜下方45度的地方，这个大筋也是非常重要，首先它是补肾脏的，补肾功能比较强，还一个治足底痛，有些人脚底不能着地，着地就痛，把这个大筋一拨，几下就可以下地走路，就这么快，痛是因为不通，一拨这个太溪大筋，一股麻的感觉，窜到脚底，一过去就通了，就可以下地走路。太溪这个大筋拨好了，它还有一个作用，就是让你的脸色非常好看。这个作用也是我们在做的时候偶然发现的，当时我用它治脚底疼痛，那天我们在济南上课的时候，有个学员做模特，大家都来拨她一个人，因为她的这条筋好拨，等到拨一遍下来，一边脸红一边脸白，旁边有个人很聪明，说这个穴位还美容啊。她回家告诉另外一个老奶奶，老奶奶脸上雀斑比较多，肝斑也多，就让她拨这个太溪大筋，老奶奶很听话，拨了三天，脸上的斑就淡了很多，所以拨这个太溪大筋，作用太强了。中国有个针灸专家叫张太溪，他就扎一个太溪穴能治很多病，别人扎没用，他扎就有用，为什么啊，因为他经常用这个穴位，了解这个穴位，对这个穴位就有感情，所以我们要经常按自己的穴位，就像走亲戚一样，亲戚要经常走动才有感情，十年不走动，还有亲戚吗？所以穴位也要经常按才会顺手，我为什么用尺泽用得这么好，只要是患者到我这来，尺泽是肯定要必压的，不压尺泽的情况很少很少，压久了就顺手了，好像如有神助一样，天天压效果就出来了。只要把原理搞通了，稍微辨证一下，就可以知道尺泽加哪一个部位，一般是两个穴、三个穴就可以了，如果我们加上捏筋，捏筋实际是全身疏通的一个办法，比较简单而且又好操作，所以它非常重要，我就希望大家能把它学会，特别是女同志学不会的，也要学会三个：捏前腋大筋、揪带脉、拨太溪，这样就可以保你健健康康漂漂亮亮，捏筋的内容就这么多。

养生功法

怎么样搓自己的八髎？站起来，手掌反过来贴在后腰处，顺着尾骨上下搓，一搓一股热气就下去了，所以平时没事的时候搓一搓八髎，绝对有好处。

　　当然同时做还阳卧的动作会更好，如果连着做一个月或两个月，我希望你在群里分享一下感受和效果。现在有很多人晚上睡不着觉，睡不好觉，睡着醒了再也睡不着，或者入睡比较困难，这样的人，总的来说有一种方法比较简单，你们看一下网上有一篇文章叫还阳卧。我是怎么做的，我把体会告诉大家，按照我的方法做不会错，保证你们从今天晚上开始，做两晚上就会有效果。现在20多岁的年轻人，虽然岁数小但玩手机、熬夜比较耗，身体出现一些问题，那晚上睡不着觉时就可以做这个，反正睡不着，做这个又不让你运动，多简单，躺在那两个脚并拢尽量往裆部收，把手背贴在腰下面，贴到皮肤，皮肤一开始会出现水，手背上面会出现很多水，为什么，湿气出来了，做两次三次，脚就会发热，碰上去就像烙铁一样，非常热，热气会向你的肾脏部位渗透，一旦肾脏开始发热了，效果就比较厉害了。这个方法还有一种改良，如果你有妇科问题或者脾胃不好，可以比照恩师书上的压肚脐治法，压肚脐、压百会、压涌泉三穴同压的方法，用一只手中指压着肚脐，另一只手背垫着命门，这样压肚脐和命门的效果也是非常好的，但是这种方法更有针对性，如果你大便不成形的，解不好的，就用这种方法，一只手压着肚脐，另一只手垫着命门，一般来说也是两到三次，再去解大便的话，大便会很长很粗，效果非常好。还有一种方法，有些人压在后面不舒服，那就放前面，一只手放在关元穴，一只手压肚脐眼。

调肝总则

　　调肝，首先第一步是抓腋窝，抓腋窝是前中后抓，特别是抓中间。第二步，推或者拍日月、期门下面这个肋骨缝，日月、期门肋骨缝这个痛点，可以拍，也可以用按摩棒卡在那个缝里往侧面推。有人说我长得挺胖，没有缝，摸不到缝，那就拍一段时间，瘦下来这个缝就出来了。第三步，揪带脉大筋。第四步，中医上面有一句话，叫见肝知脾，肝上的病找脾治，脾脏上面用阴陵泉，有些人阴陵泉不一定痛，但阴陵泉下一拇指的地方会很痛，你就在这一块去找痛点。我们讲阴陵泉的时候，不一定是正好按在阴陵泉上面，所以，当我讲到穴位的时候，一定要知道在这个穴位上下一拇指的地方找痛点，阴陵泉再加一个隐白，这个是比较完整的调肝的方法。

具体病症

那么我们从头开始，从头讲到脚。头上的病头痛头晕比较普遍，那么跟头有关系的穴位，会用到的穴位，第一个是耳后高骨下的大筋，它是开关，所有头上的病，不管头上什么病，包括面部、眼睛、耳朵、鼻子，因为整个头面都归它管，只要是头面出现问题了，第一个穴位就要想到这个开关——耳后高骨下面的大筋。先把这个大筋找到，如果你说我这大筋按着不痛，那你肯定按错了，所以一定要找准了。第二个部位是大脚趾头外侧的痛点，把大脚趾头外侧的痛点按压到不痛。第三个就是我们的脚后跟，可以点按，也可以搞个花盆，里面点一节艾条，两个脚后跟放里面，上面把毛巾一盖进行艾灸，或者在地上敲，敲到脚发热就可以了，有很多人头晕的，敲脚后跟一个礼拜基本就能解决问题。另外，我们讲头上的病和心脏有关，所以少海穴和通里穴（通里，就是通到里面去了）这两个地方是同时用的，对于跟脑袋密切相关的，如果要补脑，脚上还有一个悬钟穴，髓会悬钟。脚上还有一个部位，就是足底内踝外踝间连线到足底的中点，大概在肠道这一块，如果是脑部有问题的，这个部位是非常痛的，这个部位和大脑是垂直对应的，因为站直了，这一条线跟我们足底这点是垂直对应的，这个点也很重要，平时我们用得不是很多，但有些人在这个点上是非常痛的，特别是脑袋里面长东西的，还有就是脑瘫的小孩，这个点是非常痛的，所以这六个点跟我们大脑密切相关。还有一个地方，就是我们小腹上的关元，关元穴跟我们的脑袋是对应的，为什么是对应的，关元穴这一块就是我们的头倒过来了，你看下面阴部有毛，脑袋上面有头发，倒过来这个地方跟我们的大脑是对应的、相通的，所以揉关元就是治大脑，这是从整体上来说的。局部上，我们手上有手穴，把这个手穴图拿出来看一下，手穴当中有后头点、偏头点、头顶点、前头点。还有喜欢耳穴的，耳朵上面有皮质下、脑干、脑点、枕，如果用手捏的话，捏下去可以捏好几个穴位，这几个穴位跟我们的大脑也是密切相关的。如果头痛就捏脑干、脑点附近这一块，头痛就会减轻。治脑袋上的病，脚上的穴位比手上的穴位效果好，还有耳穴的穴位，效果也非常好，头痛的点脑干，点一会儿就不痛了，所以手上、脚上、耳朵上的穴位，治头痛效果是相当好。以后凡是涉及头的问题，在这些部位去找痛点治疗都是可以的。

我们下面就分开来说，头痛头晕，首先是想到脑供血不足才会痛。头痛分好几种，一个偏头痛，还有后头痛、头顶痛、前头痛，所以它部位不一样，找的穴位也不一样，但是如果能把跟它相关的这些部位，去按一下痛点，也能起到止痛的作用，但是它没有很强的针对性，有针对性的点穴的话，那效果更快。耳后高骨一揉，再点个针对性的穴位，两个穴马上就可以了，所以它的效果，一定要有针对性。偏头痛跟什么有关呢，偏头跟我们的肝胆，首先是跟胆的关系比较密切，有些人鬓角两边有白发，肯定是胆气上面有虚了，胆经在这一块循行的时候是打折的，有许多弯，按摩棒一勒的话，里面就有很多像减震带样的结节在里面，一推它咯噔咯噔响，这一块最容易淤堵，很多人偏头痛就是这一块痛。还有很多女同志只要是月经来的时候，这个地方就痛得不得了，所以这个也是肝胆的问题，肝胆问题怎么做啊，就是耳后高骨下的大筋加一个拨阳陵泉，两个位置就可以了，就能治偏头痛。那么脚趾跟我们手指对应，第四趾上面有个偏头点，第四趾上面外侧那个偏头点，点上去也治偏头痛，效果也是非常好的，关键是取穴方便，取脚上穴位要让他脱鞋，不脱鞋，阳陵泉一拨就行了。还有手上一个偏头点，腰腿点往第四指方向去挤压，这个偏头点治偏头痛也是有特效的，所以偏头痛有几个穴啊，有四个，这四个穴几乎都是特效的穴位，只要你点上两个，耳后高骨下大筋加上一个治偏头的穴，一次取两个穴就可以了，还不好，可以把耳穴皮质下、脑干、脑点捏一捏，就行了。

那么后头痛，后头跟什么有关呢，跟肾脏有关，治后头痛怎么治，首先第一个穴，开穴，耳后高骨下大筋，加一个跟后头有关的膀胱经，脚后跟是膀胱经，所以把脚后跟上的痛点弄得不痛了，找到痛点去点压，后头痛就解决了；那么脚的小趾侧面有一个后头点，点这个后头点，也可以止这个后头痛的，那灸这个脚后跟也可以治后头痛，方法很多看你怎么用，怎么方便怎么用。假如说家里老人后头很痛，让他点穴不会怎么办，点根艾条烤一下脚后跟，一做就不痛了，就这么简单。这么多方法当中，因为每个人用的不一样，对象不一样，治疗方式也会不一样，所以要知道很多方法，怎么去做它就行，所以后头痛是跟我们的肾脏有关，膀胱经有关的，这是后头。

那么头顶痛，头顶是跟肝有关的，我们的头顶是归肝脏管的，所以头顶痛可以去调肝，头顶跟肩井还有涌泉，它们三个是通的，涌泉是肾经上的穴位，中医上面有句话叫肝肾是同源的，所以涌泉穴跟我们的头顶它也是通的，所以头顶痛可以按耳后的高骨，加涌泉穴或者是肩井穴，我们肩井穴跟涌泉穴也是通的，那么治头顶痛，就肩井、涌泉、耳后高骨，这三个地方把它做到，实际上点个耳后高骨加个涌泉或肩井，你就把它解除了，这样比较简单。

那么前头痛，有些人是前头痛，前头痛跟胃有关，前头这一块归胃管，一般很多人受凉了、吹风了前头才会痛，那耳后高骨下的大筋，配胃经上面的厉兑穴，这两个地方就可以治前头痛。只要把头痛分型，就知道怎么治了，挺简单的。前面又讲了跟头相关的这些部位，都可以治头上的病。

有些人说我头不痛，就是眩晕，眩晕就敲脚后跟或灸脚后跟就可以了。眩晕的，就让他脚在地上敲，每次敲到脚发热就可以了，或者是灸脚后跟，每天灸一个小时，一个礼拜下来，这个毛病就可以解除了。那么头痛头晕，还有一个最简单的方法，那就是不管它了，什么都不分，手上如果有按摩棒的话，用这个按摩棒的圆头，从头的右侧开始，向后再向左，上下滑动绕头一圈，这样划，划多少下呢，划三十圈到四十圈左右，头就清爽了，清爽后还感到有点闷闷的怎么办呢，在百会穴划十字架，划过来划一下，如果还有点不舒服，顺着耳后高骨下这个大筋往下推，两边这么一推，几乎所有头上的毛病，一般都二三十圈，这个推也是几十下，基本上就差不多了，这是很简单的一种方法，一天医没学过的都能学会，连这个不会那就没办法了。几乎头上所有的疼痛就这么做一圈下来，包括头晕，做一遍马上就解除了。还有就是拿刮痧板把整个头刮一刮，没事就刮，那头部的毛病会得到很好的解决。

脑部疾病包括中风后遗症，要记住脑部疾病跟什么有关，以后就知道怎么调了。脑部疾病，跟肾脏、心脏有关，有人说脑部疾病跟心脏有什么关系，我们的大脑是归心管的，我们的脑袋管不了心，是我们的心脏在管脑袋，脑袋是我们心脏的办公室，心脏在哪儿办公呢，在脑袋里面办公，脑袋只是心脏的一所房子。中医上面有句话，心主神明，所以神志不清就是心脏的问题，有些人抑郁症、自闭症、癫痫，包括中风、脑出血，都是因为大脑供血不足，就这么简单。我曾经治过一个自闭症的小孩，我把他耳后高骨下揉一揉，把这一圈的痛点都给他揉了，因为他这一圈痛点特别多，耳后高骨下也有痛点，揉了之后他就告诉我，叔叔，好像我头上一顶帽子没了，就是因为压迫得大脑供血不足，揉通了就感觉把帽子拿掉了。我们调这个耳后高骨下就是因为促进大脑供血，然后加上心脏的穴位，加上肾脏的穴位，它就有很好的效果。

如果是脑袋的疾病，一定要知道跟大脑相关的部位，调大脑的时候，第一个是脚的大趾头底下的痛点，一定要把它揉开，多长时间可以揉开，一个礼拜基本上可以按到不痛了。第二个部位就是脚后跟，脚后跟这个痛点，特别是脚后跟这个赤白肉际的部位，你可以用手，但力气力度很小，可以找个按摩棒，抵住脚后跟赤白肉际的地方，肯定会压到一些痛点，如果真的不会压，可以把脚在地上敲，正面敲、外侧敲、内侧敲，敲到脚发热。如果说那个人他已经不能自己做了，那你代他做，你要找他脚后跟的痛点，你一按他会有反应，会痛，脚会动的，所以脚后跟这个痛点非常重要，脚后跟还可以做艾灸，找一个花盆，花盆里面点一截艾条放里面，双脚正好放在花盆里面，外面包一层毛巾，不让热气散掉，让脚在里面灸，要能灸1小时，你下来走路就轻飘飘的，很舒服，很舒服。第三个是耳后高骨下的大筋，这个部位咱们不说了。第四个是悬钟穴，还有一个昆仑穴，昆仑穴是很痛的，昆仑穴下面也有一个大筋，拨这个筋麻麻地感觉到脚背，压昆仑没有一个人是不痛的，而且是特别痛，怎么压呢，手顺着胫骨这个方向往下一推，特别痛的，顺着胫骨往下一推就行了。第五个，跟脑袋有关的就是少海和通里穴，心经上面有个通里穴，手腕这一块有四个穴，不管它在哪就揉它，揉完之后贴块膏药，少海和通里，与脑部疾病关系特别密切的穴位就这个。那么脑袋的疾病，是气血不足，要经常灸肚脐，补气血，或者是足三里。

有些人中风了，瘫在床上不能动，有没有救，能不能治好，有一个方法很简便，如果他中风躺在床上不能动，就按他左边的隐白穴，如果他的脚啪的能弹回来，很痛，你用这方法可以把他治好；如果他弹不回来，一点反应都没有，那就比较难治，不是说治不好，是你下的功夫要比这个长得多，他手脚不能动，按隐白，加尺泽，腰椎点，调理就比较全面了。有些中风的患者，已经中风了，时间不长，如果不治疗，他还会中风，所以要注意了，怎么治、怎么预防？预防中风，要艾灸悬钟穴、曲池穴、肚脐这三个穴位，艾灸就可以。

往下走这个地方是眉棱骨，有些人就眉棱骨这个点疼，用阴陵泉和耳后高骨下大筋，两个穴位就可以搞定了。

眉棱骨往下是眼睛，现在眼睛出问题的人很多，主要是心不静，喜欢看东西，欲望太多，总要用眼睛去看去发现，有些发现比较好，有些发现不好，看的东西和人的心有关，心态不好，看的东西都不好，心要好，心要静，看什么都是美好的。眼睛是心灵的窗户，眼睛首先是跟肝、心有关，眼睛是五脏之精，出问题的时候，人会很麻烦的，如果眼睛红肿、充血、有血丝了，跟心脏有关，治眼睛一定要调心脏。恩师Ｘ形法当中，中间有病四边治，口诀要记住，要灵活，眼睛的四周，仔细摸一下，是不是能找到痛点，自己眼睛不好的，首先是我们的眉梢，眉梢这个地方有个小窝，小窝上面有个骨头，点上去很痛，仔细点一下，没有人不痛的，眉梢这个部位有个痛点，要经常把这个痛点给揉开。这个点的作用，在长沙马王堆出土的竹简上面说，如果揉一年下来，可以夜视小书，就是说你揉一年下来夜里看字都能看清楚，说明这个点非常好的，是不是有这个作用呢，咱们没试过，但是我是每天都揉这个点，还没有揉到一年时间，像我这个年龄看书应该戴老花镜了，但我现在看书写字还可以不用戴老花镜，可以写字，晚上看书没问题，这得益于我经常没事就把它揉一揉。我们眼角内眦往上一点，摸一下这个点，是不是有个结，很痛，这个点实际上是眼睛的开关，眼睛闭着把它揉一揉，一会眼睛就清爽了；也可以用按摩棒轻轻地顺着眼眶往外刮，用手摸一下有结节，咯噔咯噔的，然后再摸一下没有近视的孩子眼睛，肯定没有结。我摸过好多小孩，眼睛不好的摸他就有结，眼睛比较好的就没有，所以这上面的结要把它打开，没事要刮一刮，这个叫中间有病四边治，四边找到痛点，把它揉开就行了。治眼睛要想它从根本上好转，一定要揉肚子揉小腹，小腹跟大脑是对应的，那么我们的眼睛是在肚子上的。我们的头部，顺着两只眼睛往上到发际直上2.5寸，有个穴叫承光穴，天天揉这两个穴，特别是对老花眼，它的效果是非常好的，治老视（老花眼）、治近视都可以，承光这是第三个点。第四个点是在我们的脑后面，摸一下脑后跟眼睛对应的地方，会找到两个小窝窝，如果眼睛不好的按上去会很痛，把这两个痛点揉开，它像电视机成像一样的，像一个腔子一样的，把这个痛点揉开了，特别是面瘫的，一个眼睛睁着一个眼睛闭着，把后脑勺这两个痛点必须把它揉开，这个叫前病后治。再就是大拇指上面有个眼点，这个眼点是治眼睛的，效果非常好，我用过，如果你眼睛花了，压这个点一个礼拜基本上看东西就清爽了。还有脚上面的申脉、金门和太冲穴，这三个穴对治眼睛，老花眼，也非常有用，还有一个部位是最重要的，大腿内侧正中有一个痛点，这个点是治眼睛的，眼睛不好的这个点是很痛的，它治白内障、青光眼作用非常好。还有一个更简单的方法，每天早上用淡盐水洗眼睛，咱们群里有分享的，白内障的洗完一周之后，白内障看东西模糊的慢慢就清爽了，就用淡盐水，盐一定要细盐，在锅里炒到微黄把湿气去掉，每天早晨洗脸的时候，用一小杯水，放一点盐，盐不要太浓了，就用盐水揾眼，用手蘸一下揾一下，每天30来下就可以了。所有的近视眼怎么治？大腿内侧正中是个痛点，这个点配合揉耳后高骨下大筋，因为治眼睛肚子是要揉的，耳后高骨揉一揉气血就上来了，大腿内侧揉一揉，加上洗一洗，那不就好了吗，但是总的来说要把肝调好，眼睛是归肝管的。所以得把腋窝揉好。

鼻子的问题首先它和肺、胃关系比较密切，有些人打呼噜，鼻腔肯定不通顺，鼻子在中间，中间有病四边治，在鼻子四周找痛点，找到痛点用按摩棒刮或揉开。鼻子不好的人，迎香穴旁边靠近骨头的地方，有个点是非常痛的，往边上一摸一刮它很痛，用手摸不一定能摸到，用按摩棒轻轻一刮就能刮到，它很痛，要把这个点刮开，鼻根部这儿有个痛点，把它刮开。人身上有两块骨头是突出来的，鼻子的骨头是突出来的，还有尾骨是突出来一节的，把尾骨两边的痛点揉开，很痛的，特别是小孩不让你弄的。我弄过好几个小孩，得先给他用大鱼际揉，轻轻地把手搓热了慢慢揉，揉了一会后再用按摩棒，沿着尾骨上下两边轻轻地刮，然后再向外侧把它推开，也可以贴膏药，把这个痛点揉开了，鼻子就通气了。鼻子不通气肯定是受了风，风寒在里面，怎样把这个风邪排出来呢，咱们有个太阳穴，手顺着太阳穴往下一捋，摸到上面有个骨头，就在骨边缘，摸一下很痛，就点着这个痛点轻轻地揉一会，鼻子就通了。通气的有几个部位，这是第一个通气的部位。第二个部位是委中，揉委中鼻子也会通气，如果你右侧卧，右侧鼻子会通气的，但它不治本，要想把它治好了，必须把尾椎骨旁边的痛点打开，鼻子四周打开，加一个孔最就行了。有人说我鼻炎、鼻息肉、鼻窦炎怎么治，就这种方法，首先把尾椎骨两边痛点打开，鼻子四周痛点打开，几乎就差不多了，有时做一次它的效果就出来了，但一定要仔细地把两边的痛点打开。

鼻子下面是嘴巴，嘴巴归谁管呢，脾开窍于口，归脾管。现在小孩得比较多的一种病是手足口病，从病名上看就是脾病，脾主四肢，脾开窍于口，手足口病，它就告诉你是脾病。脾病怎么治，灸肚脐，肚脐一灸，压个阴陵泉、隐白就可以了。阴陵泉是脾经上的穴位，隐白是把不好的东西隐下去，长的小红点压个隐白就隐下去了。嘴巴里的病比较多，比较常见的是口腔溃疡，比较痛，啥也不能吃，一桌子菜非常可口，但就是进不了口，没有办法，记住一句话，久治不愈的口腔溃疡，严重的口腔溃疡，经常发作的口腔溃疡，跟肝有关，治口腔溃疡有一个非常重要的点，大腿内侧正中痛点，咱们群里面有一个分享的，口腔溃疡很长时间就压这一个点，大腿内侧正中痛点两天就好了，大腿内侧正中痛点是第一个点。第二个点是劳宫穴，第三个点是内庭穴，加一个脾经的地机，这就全了。不管是什么样的口腔溃疡，这四个点都可以治，那你说心火重了、胃火重了，心火重了压的是劳宫，胃火重了压的是内庭，像这类溃疡用地机穴让地气升上来，那如果跟肝有关的，就压大腿内侧正中点，所以这四个点，无论是什么口腔溃疡都可以用。

往下到咽喉，咽喉疼痛的特别多，咽喉疼痛一般都是受凉，寒极生热，受凉之后咽喉才会痛，压一个穴就可以了：耳朵的肺穴。耳朵的肺穴只要会压，压过之后，舌头在口腔里面搅几下，一口唾液吞下去就可以了，几乎就是10秒时间。那有人说，我是慢性咽喉炎，不放心的话，加个尺泽、照海、耳肺穴、孔最就行了，它们可以治咽喉里面的毛病。

还有一个就是咳嗽，咳嗽起来有时候很难受，有些人咳了很长时间，久治不愈。像这种咳嗽，把曲池下、委中、解溪穴、孔最穴揉过之后，可以贴上麝香壮骨止痛膏，如果加个耳朵肺穴就全了，如果会做艾灸，那就灸心肺俞、八髎。

口腔里面还有一个比较难缠的毛病就是牙疼，我说牙疼没有穴位，因为我不知道牙疼的穴位在哪里，虽然说面口合谷收，有些人压合谷效果就挺好的，但有些人压合谷一点效果也没有，就怀疑这个是不是错了，其实没有错，是压合谷的方法不对，我是压了合谷穴往示指方向挤压，合谷很多人是这样捏的，咱们压合谷往示指方向挤，很痛的。耳朵治牙痛的穴位我很少取，就找跟耳朵相对应的部位去治牙痛，那个效果是特别好的。那么我们看一下，耳后高骨它是一圈过来圆的，像牙床，这是一个。第二个耳后面这个枕骨，合过来也是个圆圈，和牙床是对应的，这是第二个。第三个是我们的外踝骨尖儿一圈过来，像个圆圈，和我们牙床大致对应的。咱们再看我们的十个脚趾头，如果并排放在那儿，和我们的牙齿形状差不多，好了，有这么多地方可以去找痛点，所以牙痛的时候，有些人就在这些部位刮两下就行了，因为这个地方很痛，也就那么十几秒时间，牙痛很快好了，大家就在这些部位，大致跟牙床对应的部位，去找痛点，一按就好。有穴位吗，没有，只要知道这个方法就行了，你在脚趾头的底部去摸，如果牙痛的话，脚趾的底部肯定会摸到很痛很痛的点，把那痛点一按好，牙痛就好，特别是牙龈肿痛的，一次即可。如果频繁牙龈肿痛，没事多按揉，就这么简单。所以要知道方法，不要记穴位，记不住那么多。

接下来就是舌头，有些人舌裂很痛，那肯定跟心有关，心开窍于舌。舌头这个东西，它是人身上最灵活的一块肉，它跟心有关，心的能量是最高的，人体所有的动作语言都跟我们的心有关，心往哪儿想，它这个形就往哪儿走。所以舌头的病和心有关，要知道调心跟舌头。比如说手上的中冲穴、劳宫穴、少府穴都可以调舌头，舌裂、疼痛都可以，知道是心上的问题，找心经上的穴位就可以了，找痛点就可以。那么还有个方法就是咬舌头，咬舌头实际上调的是心脏，舌头前两边跟肝有关，前面是心，中间是脾，后面是肾，所以，咬自己的舌尖调的是心脏，轻轻地咬它练的就是心脏，咬自己的舌头就是按摩心脏。

耳朵上面的病，一般是耳聋耳鸣比较多，那么耳聋比耳鸣要好治，只要你不是生下来就聋就好治。一般我们说耳朵跟肾有关，肾是主骨头的，那么我们身上还有一条经络跟肾的关系特别密切。中医上有句话是少阳主骨，也就是胆经、三焦经，所以我们的耳朵跟三焦经、胆经的关系是非常密切的，把这个原理搞懂了，就会找穴位，足少阴肾经、足少阳胆经和手少阳三焦经，跟我们的耳朵是密切相关的，那么恩师说了，中间有病四边治，把耳朵四周的痛点揉开了，然后去找少阳经在我们肢体对应耳朵的部位。首先是足少阳胆经的阳陵泉。耳朵聋了是浊气上升，所以要把浊气往下引，调到下面去，怎么调，拨阳陵泉、丘墟。丘墟那个部位跟我们耳朵是对应的，还有昆仑穴也可以把浊气排下去，所以昆仑穴和丘墟穴要打开，手上的腰腿点这个地方有一个中渚穴，手少阳三焦经上面还有个外关穴，在这几个部位去找痛点就可以把耳朵治好。如果肾脏功能弱的，可以拨太溪的大筋，头上的病一定要记住，先打开开关，耳后高骨下的大筋，就跟少阳有关，就是跟胆经联系非常密切的一根筋，所以很多人耳聋，把这根筋揉一会儿，问他能不能听到，他说能听到一些，有些聋了好几年的，就揉一会儿他就能听到，那这些人就感到很神奇了，这个老师太厉害了，我都聋了好几年，你揉一下就听到了，其实不是人家神奇，是因为你知道原因，把开关给打开了。

头上的病还有比较多的就是面肌痉挛，面肌老抽眼皮老跳。我曾经看到一个人，眼皮眨得一会儿都不停，脸色发青，这样的人一看什么病呢，肝的问题，所以抽动，面部、人身体上任何地方的抽动，都是肝的问题，所以他面肌痉挛，老抽、眼睛老跳。那怎么调肝，我们前面说了一个，面上的病，心主华面，那四个穴就可以把它治好，因为抽动，有风，缺水分，所以要灌水，按少海、阴郄、阴陵泉、隐白4个穴就可以了，耳后高骨下大筋揉一下。只要是面部的问题，我们前面已经说了长痘痘、过敏，特别是有些女士化妆之后，皮肤挺薄，能看到里面那个红血丝，也用这种方法，跟上面一样的。还有一种三叉神经痛，我们说它是面部的问题，首先痛跟什么有关，诸痛疮痒皆属于心，痛首先和心有关，那调心是绝对不会错的，痛了，跟什么有关，和心有关，那这个少海、阴郄是不会错的，加一个耳后高骨下的大筋，一般三叉神经痛不会两边同时痛的，一般是一边痛，那在健侧对应的部位找痛点，那就行了。

然后是颈椎，我们讲的颈椎毛病是比较多的，应该说颈椎的病比较好治，比较简单。我们说简单，是因为我天天治的是颈椎、肩膀、腰、头疼，为什么比较好治，因为他自己都能治。颈椎病怎么治，第一个是颈前大筋，天天捏颈前这个大筋，从下往上捏，没事就捏，这是第一个。第二个是耳穴的颈，耳穴的颈好捏，一手掐就能掐到。如果颈子不舒服，有些人是颈子不能抬，就捏这个地方，也就十几秒钟的时间就过来了，就能抬了，但我们的颈子不是让你这样看东西的，它只能是慢慢地转，有些人，你给他治颈椎的时候，他使劲摇，我说你这样摇干什么，颈椎不是让你这样动的，我刚把你调过来，你这么啪的一摆又过去了，所以，不是这么做的。捏着耳穴的颈，如果这样捏嫌麻烦，家里不是有木头夹子吗，就夹耳穴颈这个地方，夹住它就行了，但夹的时候要慢慢地拿开，别啪的一下子拿开，会疼得跳起来，因为气血一过来就会冲得你受不了，真的是这样的，我有体会，那么第三个是尺泽，你要给别人治，尺泽、腰腿点同压，让他自己捏着耳朵的颈，你压尺泽和腰腿点，然后让他慢慢地活动颈子，左右晃，上下抬，轻轻地，不要重，不要快，这颈椎基本就差不多了。还有就是可以捏脚后跟大筋，这样处理一下就基本差不多了。有疼痛的基本这么一捏就不痛了，就这么快，有颈椎问题的，你就这么治。你说我体内寒气特别重，那怎么办呢，灸大椎、八髎或者灸横骨都可以，效果会更快些。

肩膀的病，首先要把腋窝抓好，腋窝的大筋，前后中间的大筋抓开，你把手紧紧地压在腋窝，看手能不能举起来，肩膀痛的人手肯定举不起来，活动会受限的。如果你的手动不了的话，腋下这一块，包括前后，肯定是淤堵的，所以一定要把它捏开，把它打开。第二步尺泽或者曲池下痛点，加腰腿点，再加一个足的第四趾第五趾趾缝，肩的对应点、高升点，基本上就差不多了。有些人刚发作，按一次手就抬起来了，但是很多人说我这肩已经很多年没抬起来了，什么原因，寒湿太重，寒气太重了做艾灸是最快的，点穴加艾灸，灸大椎、八髎，如果喜欢锻炼的话，就可以经常旋肩，转肩膀，导引中叫转轱辘，经常转它也会好的。有些人肩膀抬不起来，让他去摸墙，本来就抬不起来，你让他摸墙，那不是硬拉筋吗，硬拉会受伤的，所以先要点穴或艾灸，把筋做软了再做。

肘关节，最多的就是网球肘。有些人的肘部很痛，咱们说了中间有病四边治，在这个痛点的四周找痛点按揉，一拉开，手不能伸直的一拉就伸直了，如果还伸不直，左病右治，在健侧对应的部位找到痛点，基本上处理一下就可以了。

手部问题最多的是腕关节痛。有个病叫腕关节综合征，手腕这个地方痛，还有一个就是腱鞘炎比较多。那么这个问题，可以按照左病右治、上病下治的方法去做，有些人效果特别好，但也有些人效果不是很明显，这就跟每个人体质有关了。那么假如说我左边这个地方疼痛，左病右治，咱们在右手对应位置找痛点，同理也可以在脚上对应的部位找到痛点，这是一个方法，可以这么找穴位。但是有一个最简单的方法叫推筋法、捏筋推筋法，从大指头往小指头方向，用你的手切压患者每个指甲的根部，这样切压9次，每个指头指甲根部挨着切9次，然后用你的示指和中指夹住他每根指头，往后面拽，捋，也是9次，接着用你的手牵着他每根指头，从大指开始牵着他往上面推，如果是手腕有病的就推过手腕，如果肘关节有病的就推过肘关节，如果肩膀有问题的你就推到肩膀，这个方法是治整个手臂的，就是整个手臂有问题都可以用这个方法。如果腕部有问题推过手腕，肘部有问题推过肘，肩部有问题推到肩，每次做15次，这个方法治腕关节、腱鞘炎基本做一次就好了，如果还没好怎么办呢，再做一次，大多不会超过三次。

肺的问题比较多，调肺的毛病就按照我们治咳嗽的那个方法去做就行了。每天推后背的膀胱经就是治肺的，也是补肾的，每一边推个3～5分钟，膀胱经很宽要一直推到委中，委中穴那个部位要打开，因为肾有邪其气留于两腘，肾脏的邪在腘窝这个附近留住了，所以一定要把腘窝这个附近打开，如果你没有打开，老推后背也推不下去的。推后背，调的就是肺，肺和膀胱是别通的，那调肺也可以调肾，膀胱经是肾的阳气，肺属金，金生水，生的是阳水，所以金生水，推后背也是补肾的一个非常好的方法。

心脏这个部位，我有一段时间摸自己的脉搏跳动，怎么跳了30下的时候停了一下，把我吓一大跳，我说不会啊，我这心脏好得很呀，坏了我要调心了，我就拍膻中穴，每天早上300～500次，然后再拍肘窝300～500次，拍了十几天，我再按自己的脉搏，那个暂停就没有了，肘窝心包经、心经那个部位，就是小海，少海那个部位，加上曲泽下那个部位，这些地方都很痛，只要把这些地方拍开就行了，然后还可以用手捏着拳头，用每个指头的面，这样从肘窝往下推到内关就可以了。如果有些人心脏病发作了，心里感觉不舒服，赶紧抓着拳头，往下推，一推就好，特别是左边，推左边，一推就好了，心里不舒服，推上十几次，马上就缓过来了。

记住一句话胃上的病根在肝上，这是我的观点，因为我调肝，胃就好了，用调肝的方法去治胃病。有些人说里面有胃溃疡、息肉、胃窦炎等，你别管那些毛病，也别管病的名称，只要是胃的病就去调肝不会错的。如果人懒一点，可以每天拍两边的肋骨，拍两边的日月、期门，胃功能就会慢慢恢复，这是最简单的。如果是胃痛了怎么办？胃痛的时候，足三里下面会找到一个非常痛的点，用手往下一捋，顺着足三里穴往下一推，就能推到一个非常痛的点，这个就是胃痛发作了很痛的对应点，恩师书上记载的就是我提供的穴位，在足三里穴下面，那个点非常痛，如果你是胃痛的，点到那个痛点，胃马上就不痛了，也是秒杀的。

肠道的疾病我们已经说了，耳穴的上下颌，加足底的肠道反射区，加小腿外侧的上巨虚、下巨虚，那么肠道的很多疾病，包括便秘、痔疮都可以按照这方法去治，都可以这么用，把肠道治好了，痔疮、便秘之类的都会好。有些人痔疮发作疼痛的，百会一按就不痛了，或者轻轻地咬自己的嘴唇，痔疮疼痛很快就缓解了。有些人最不济的想去割，割了一茬又一茬，肠子就那一点，能割多少，割又割不好，其实这个方法很简单，但有很多人不信，没有办法。治痔疮比较快的还有在委中放血，有些人痔疮疼痛很厉害，喜欢放血的，可以在委中找青筋放血，血一出马上疼痛就止住了，这个也很快。我以前干这种事，现在不干了，因为刺血，有些人看着害怕。

妇科的病，要记住，所有妇科的病都是月经病，只要月经是正常的，一般不会有妇科病。另外，手脚热，小肚子热，不会有妇科病。你看有妇科问题的，特别是长子宫肌瘤、子宫囊肿的，里面有囊肿的，或者是月经来的时候，颜色发黑发暗有血块的，像这一类人，手脚都是凉的，小肚子是凉的，那该怎么调？调到她手脚热、小肚子热就可以了，就这么简单，有一组治疗穴位是水泉、仆参、阴陵泉、隐白加一个大敦穴。女子以肝为本用大敦穴，见肝知脾用阴陵泉、隐白，跟肾有关用水泉、仆参，一内一外一阴一阳，这组穴位，只要是腹部的毛病，我们东北群里很幽默，讲只要是裤裆里的病都归它管，找这5个穴绝对没问题，包括男性的前列腺炎、前列腺肥大都可以。诸痛疮痒皆属于心，如果是湿热下注找脾经，肿了找脾经，有肌瘤有肿块的也找脾脏，所以这一组穴位都是经过了辨证，再看一下这组穴位，跟我们腹部都是对应的，既符合对应也符合辨证，它的效果就出来了。比如治前列腺炎，一般来说，岁数不大且不太严重的做一次就有效果，一般一个礼拜下来基本就好了，最不济的20来天，就这组穴位，就可以调男女科疾病。如果做艾灸就用大椎、八髎，还有一个肝俞、胆俞、脾俞、胃俞，用灸盒来灸。我感觉要调手脚冰凉的，你用灸盒的灸法，我觉得是很快的，手脚冰凉的，有些人做了两次三次就行了，手脚就热了。

膝盖痛分好几种情况，有些人膝盖痛，别人告诉他一种方法，有时候有效，有时候没有效，什么原因，就是因为他没有经过辨证，如果经过辨证了，再去按穴位就更有针对性。那么膝盖痛按照五脏的分类分五种，第一种是坐下来的时候膝盖会痛，这种情况，活动一下关节就不痛了。比如说你坐着，往下一坐膝盖感到有点吃力，坐下来就不痛了，一起来又感觉到痛，活动活动就不痛了，这跟什么有关呢，跟心脏有关。第二种就是在天气变化的时候，遇冷的情况下，就是季节交换的时候，特别是遇到冷了、寒凉了膝盖就痛，这跟什么有关呢，这跟肺有关，因为肺主调节。第三种有些人摸着膝盖里面会响，或者说弯曲的时候里面会响，这和肝脏有关。还一种疼痛就是走平路一点事没有，但是如果上楼或者下楼、上坡下坡就痛，这种和肾脏有关。还一种疼痛膝盖肿了，里面有积液，这跟脾脏有关。心肝脾肺肾，分为这几种情况，这几种情况辨证清楚了，就知道怎么调了。跟心脏有关的疼痛，就要调心，我们用两个穴就可以了，一个尺泽穴，尺泽跟我们膝盖是对应的，加一个内关穴，两个穴就可以调膝盖疼痛，或者我们讲的手上鱼际那个心，左手鱼际的心，尺泽加手鱼际心，也可以治膝关节疼痛，因心脏原因引起的疼痛。遇到天气变化就痛的，那肯定是尺泽和腰腿点，尺泽是肺经，尺泽和腰腿点可以治肺的原因引起的膝关节疼痛。第三种跟肝有关的疼痛，咱们用尺泽和腰腿点，为什么用尺泽和腰腿点，尺泽穴是肺经上面的水穴，水是肝的母亲，水能生木也能润木能柔筋，所以用尺泽，那么腰腿点是补肾的，和肾脏是通的，所以用这两个穴位可以调肝，可以治肝引起的膝关节疼痛。上下楼疼痛的也是用尺泽和腰腿点，因为腰腿点属肾，尺泽穴是水，调肾水，所以它也要取腰腿点的。还有一个脾脏就不一样了，脾脏引起的膝盖的疼痛，咱们可以用手部的小海穴加腰腿点，小海穴，特别有些人膝关节内侧痛，那么我们看一下，小海和我们的膝关节内侧是对应的。如果是肿痛的，就用小海穴加腰腿点就可以了。有些人说尺泽、腰腿点不是所有的都能治，那要分清楚了，稍微变化一下就可以了，这个是分型的。那么，如果不分型怎么治？膝关节疼痛，我们说了中间有病四边治，咱们把膝关节四周的、血海、梁丘、阴陵泉、阳陵泉部位给它揉开，如果是膝盖不能伸直的，一揉就能伸直了，加一个对侧的尺泽就可以了，这样不分型也可以这么治。

脚上比较多的问题就是脚扭伤，脚的外侧扭伤还有内侧扭伤。脚扭伤是用尺泽，外侧扭伤的用尺泽穴配手上的鱼际穴加阳陵泉，有些人扭得比较严重，右病左治，可以在它的内侧找痛点去按揉它，这个就比较全了。如果在另外一只脚上去找痛点，对侧找痛点也可以，实际上用不着，把这个按上基本上就好了，根本用不着，但要知道有这么个思路，在内侧对应的部位找痛点，或者在另外一只脚也可以找到痛点，那么基本上有这三四个点就差不多了。还一种是内侧扭伤，内侧这一边疼痛的，内侧疼痛是尺泽、鱼际加阴陵泉，可以在外侧去找痛点，因为内侧有伤，我们在外侧去找，在外侧也可以找到痛点，实际上如果喜欢做灸的话，灸个大椎、八髎或者是脾胃俞、八髎，就能治腿上所有的病，因为八髎穴如果做通的话，腰腿以下的病都能从八髎上面去治它，只要热气到了脚，包括膝关节积液的肿痛的，只要热气到脚就好了，就这么简单。

肩胛骨疼痛这样的人比较多，要注意，如果是左边肩胛骨疼痛的，绝大多数和心脏有关，右边肩胛骨疼痛的跟胆经有关，但是心胆是相通的，实际上应该说他们的病因是一样的，中国有句成语心惊胆战，那么它们两个本来就是一样的，原因一样的。但是如果出现左边的肩胛骨疼痛，要知道去调心，所以肘窝附近一定要把它调开，如果单纯的是左边的肩胛骨疼痛，我们可以采用后病前治的方法，在胸口跟它对应的部位找到痛点，肩膀一动后面就不痛了，也就那么几秒、十秒的时间，如果还痛，可以用抓后腋大筋的方法，这是第二种方法，如果还痛再加一个脚上的胸腹穴，如果你用这三招，基本上所有的肩胛骨疼痛都能搞定，这个是很简单的道理，如果谁有肩胛骨疼痛，你掌握这三种方法，可以拍着胸脯去治，没问题，肩胛骨疼痛治到现在，到我手上没有不好的，就是那种痛了十几年的，最多没超过四次就好了。肩胛骨疼痛用这几招，绝对不会有问题，很简单，就让他自己按着晃动晃动，让肩胛骨一动就不痛了，那么拨缺盆大筋也是可以的。

然后到后面后背痛，肩胛骨的下面，腰的上面这节痛，不是腰痛，那么这一节跟前面我们的胃是对应的，如果这个地方痛一定是胃受凉了，如果把它当腰治是治不好的，像这样的患者我治过六七个人，因为吹了风胃受凉，肩胛骨的下面、腰的上面这节痛，可以用后病前治、下病上治，在胸口的胃经，乳头的上方这个区域，胃经的上面会找到一个很痛的点，如果找到那个痛点的时候，上下一动，也是一样的秒杀。

腰痛的，咱们就用尺泽和腰腿点，尺泽和腰腿点按压的同时，一边活动腰、活动患处，这是治腰比较常用的方法。第二个是揪带脉大筋，揪带脉大筋也是治腰痛的，如果这个人腰痛了很多年，必须捏带脉大筋，把大筋疏通开。第三种压委中拍至阳，空掌拍至阳，这个方法是干什么用的，就是治腰痛所有的方法都用完了，都没有效果，那就用最后这一招，无往而不利，我治到现在，没有一个人说是没有效的。第四招是在胸口和腰对应的部位找痛点，下病上治是交叉治，是在体内立体交叉对应的一个点，去找痛点治。你看有这四招，什么样的腰痛治不好？所以腰痛的人，不要管他增生、滑脱、空洞症、突出，这些东西都别管他，不要被他的病名迷惑，不要考虑这些。如果用艾灸可以灸大椎、八髎，结合着艾灸来做的话，病会好得更快更彻底。很多人腰痛，都是受凉才会疼痛的，有一些人，我们前面说了胯骨上沿这块疼痛，那就尺泽加第二个腰腿点；还有一种人脊髓骨正中间疼痛的，在胸口的任脉这条线上去找最痛的点，再压一个手上的后溪穴，后溪穴通督脉，可以用按摩棒或者手顶进去，或者手在桌子边上托着蹭它、按着它就可以。所以，如果是督脉正中间疼痛，要用后溪穴加我们胸口的任脉，任督二脉，一阴一阳，胸口正中会找到痛点也是交叉对应，如果正中间疼痛就这么做，基本上是百发百中，只要找到痛点就可以了。

如果是膝盖后面的腘窝疼痛，一般是膀胱经受堵了，可以在腘窝的上和下找痛点，上病下治，在腘窝的上和下把痛点疏通开，腘窝和我们的肘窝是对应的，如果是右边的腘窝痛压左边的肘窝，左边的腘窝痛压右边的肘窝，这叫立体交叉，这样做没有好不了的，就这么简单。

脚后跟疼痛的，可以按水泉和仆参穴，或者是涌泉穴、水泉、仆参，一个在内侧一个在外侧，可以两边一起按压，水泉和仆参或者是压涌泉穴也可以，或者灸脚后跟也行，方法挺多，怎么用都可以，脚后跟疼痛就这么治，包括脚后跟开裂的，也是灸脚后跟，两天三天就好了。老年人一般冬天很多脚后跟开裂，开裂的话很痛，受不了，艾灸两天三天就好了，我们临床做得比较多，有些人脚底很痛，不能走路，太溪大筋一拨，马上就好，那也是秒杀的事情。

流鼻血的人，一般肝火太旺，迫血妄行，没走正道出来了，老年人如果要是流鼻血的话，不会得脑出血，因为它从鼻子里面出来，就不会跑到里面去了，所以，如果要把鼻血治好的话，肯定要把肝气疏泄。首先太冲和行间往下推，还有一个耳朵上面的穴位叫耳中，耳中跟胃联系比较紧密，耳中穴在胃的里侧，你们可以在书上找一下具体位置。我爱人流鼻血，她弟弟也是流鼻血，止不住，挺吓人的。后来我给她压耳穴，那会儿我刚学恩师周尔晋先生的人体X形平衡法，配着图找，我在她整个耳朵里面仔细地找，我要找到一个最痛的点，结果点到耳中的时候她受不了，这个地方太痛了，我觉得可能就是这个地方，耳中一点上去，当天就有好转，我压一个礼拜下来，就耳中这一个穴压一个礼拜，到现在都没有再犯过，这有十来年了，都没有犯过，很厉害，就是耳中穴。你可以用耳穴的肝、脾来调，但耳中是非常主要的一个穴位，小孩如果有流鼻血的，一定把耳穴的肝、脾调一调，压个耳中穴就可以了。

失眠的问题，失眠要注意什么问题。失眠分好几种情况，有些人上床就是睡不着，入睡比较困难的跟肝有关；还有些人时睡时醒，睡着之后一会就醒了，肝脾不和跟这有关；还有的人睡了之后醒过来了，再也睡不着是心肾不相交；还有的人凌晨一到三点醒，与肝有关；但总的来说，还是跟肾脏有关，跟心肾有关，所以我们为什么在治失眠的时候，会让他做还阳卧这个动作，就是这个道理，补肾。那么想睡得比较好，首先睡觉之前，要把自己的失眠治好，用这种方法去做，很快就会见效果的。第一个是调肝，把肝要调好，每天睡觉之前，把这个调肝的方法做一遍，然后躺在床上做还阳卧的动作，最不济的还可以把十个脚趾头捏一遍，从小脚趾头往大脚趾头挨个地捏，一个脚趾头捏几十下，从小脚趾头捏到大脚趾头，别捏反了，三个手指头捏它就行，如果大脚趾头很大，三个手指头捏不下可以四个手指头，只要刺激它就行，这样就可以了，就能睡着，睡眠就这么调的，要是能做艾灸那更好，我就用这个方法去做效果都挺好的。有人说这个是不是挺麻烦，实际上这个虽然麻烦点，但它是治本的，不是治标的，可以用这种方法把自己的五脏调理平衡，五脏之间平衡了，又补了肾脏，这就是治根之法，这样做治失眠是非常好的，用这个方法做就可以。有些老年人大脑供血不足，耳后高骨下的大筋要给他多揉，失眠的时候，耳后高骨下的大筋多揉，年轻人可以不揉，经常头痛头晕的，要多揉耳后高骨下的大筋，可以促进大脑供血。

便秘的问题，其实我调理这个便秘很简单，一个刮孔最、推足底的肠道反射区，包括肋骨缝经常推一推。实际上天天刮孔最就会很好，推个足底，会让它更干净更彻底，还有压肚脐也是一样的。有些人说便秘难调，我就老想不通，怎么调这么长时间调不好，实际上按这样做就能很快调好的。有些人大便不成形，压肚脐、孔最或者肋骨，一压它，很快大便就成形了，一般两次三次就可以了。

甲状腺结节、甲状腺功能减退症、甲状腺功能亢进症之类的，都跟肝有关，调肝就可以了。这个病部位是颈子，颈子跟我们脚颈是对应的，在脚颈的丘墟和中封穴找痛点，这两个穴位一个在内侧，一个在外侧，如果是甲状腺有结节的就按这两个穴，上病下治，上面有病治下面，就按这两个穴，一般来说，如果按得好的话，二十天左右这个结就慢慢消没了。丘墟是胆经上的穴位，中封是肝经上的穴位，那么肝胆都调了，如果还会抓腋窝，拍日月、期门，把肝经再调一遍，它是治本之法。我想这个肝经，每个人每天都是要调一下，只要是甲状腺的毛病就这么治，不会有问题的，有些人甲状腺结节，导致吞咽出现问题了，包括吃东西、喝水吞咽功能出问题了，就加个耳穴肺穴，按肺穴一次两次就能吃东西了。

高血压怎么治，我也告诉大家，有些人喜欢治，你就治，实际上高血压，压黄金线压一段时间，很快血压就正常了，这是治本的方法。治标的可以抹脖子，往下抹，从上往下捋到缺盆这个位置，右手按左边，左手拉下边，早晚各60次，一个星期血压肯定是正常的，很简单吧。也可以按三阴交和悬钟穴，它们也是降血压的；还可以按大脚趾头两侧，找痛点按压，也是降血压的；还有就是按昆仑穴也是降血压的；有些人低压特别高跟肾脏有关，按仆参穴一个穴就可以把低压降下来。还有的喜欢做动作，就可以做金鸡独立，也是降血压的，它可以把上面的浊气排下来，金鸡独立，眼睛不闭的话可以站个3～5分钟，把眼睛一闭有些人就会倒，因为眼睛睁着的时候，是用眼睛在找平衡点，如果眼睛一闭，五脏内在调节，内脏在自我找平衡点，金鸡独立，降浊气还是比较快的，这个方法可以调五脏之气，效果也是非常好的。

发热很常见，如果发热了，该怎么治？发热，有两组穴位是非常管用的，第一组穴位是外关和三阴交，为什么要用到外关，外关是三焦经上的，三焦通五脏六腑，中医上还有一句话，一切风寒暑湿邪头痛发热外关起，那就是说一切的风寒暑湿邪气，头痛发热外关起，已经告诉你要找外关。第二个是肝脾肾的交点——三阴交，这两个穴就可以治发热。第二组穴是曲池穴、合谷穴、内关、外关、冲阳穴五个穴，可以单压一边就可以，只压一个穴就可以，就是按了左边的内关，就不用压右边的内关。内关外关同时压的，这两个穴正好一内一外，压右边的冲阳、合谷，压左边的内关、外关就可以了。一般来说这组方法较快，大人小孩发热，最快的是穴位还没按完热就退了，但是也有很多，按了当时热退了，过一会又热起来了，这一类的小孩当中可能肚子里有积食，那得揉肚子。还有些人发热比较厉害，降不下来了的。第三个是耳尖刺血，刺血疗法中的耳尖刺血、少商刺血、商阳刺血，这三个点刺血的话，几乎用这种方法去做，没有什么热是退不下来的。第二组穴当中的冲阳穴，是治高热不退的，就是发热达到 39℃，就要用到冲阳穴。如果是简单的退热，只用压个冲阳也可以把热退下来。但是讲到这里我要强调一下，一般来说小孩发热的，现在大人都挺紧张的，生怕把脑子烧坏了，小孩发热有很多情况下是正常的，在长个和发育的时候也会发热，只要小孩的手脚是热的，你就别管他。还有一种情况，小孩发热还能吃东西或者在玩，你也别管他，睡一觉就好，小孩发一次热聪明一次，为什么会发热，就是因为他体内的阳气比较足，我们在座的如果说 40 岁以上，你发个 40℃ 的烧给我看一看，能烧到吗，你根本烧不到，为什么，你的气血太虚了，能烧起来吗？最多搞个低热已经不错了，那就是上天照顾你每年发一次低热。我身体最棒的时候，一年发一次热，有些人热得受不了，可以喝一点淡盐水，不要喝多，小孩发热了，稍微退一点热，不要马上给他吃东西，这个很重要。

慢性的荨麻疹怎么治，很简单，但我说很简单是什么，很多人说这个搞不定，医院看好多年，慢性的五六年了都没弄好，你说的那么简单，这么轻描淡写。一定要注意，你要是作为点穴的按摩者或者你作为治疗的人，你就要有一种霸气，一看他病，这个病我能治好，要有自信，因为你知道了病根，又不是盲目的自信。为什么有荨麻疹，荨麻疹跟什么有关，讲得不好听的话，身上的湿气太重，身上的皮肤长霉了，就那么简单。皮肤发霉了，发霉了是不是要晒太阳，太阳出来晒一晒，霉气不就没了吗，或者刮一点风吹一下，霉气不是带走了吗。咱们怎么做？因为是脾的问题，如果身上到处都是疹子怎么治，四肢有病中间治，治肚脐，灸肚脐很快就好了，按阴陵泉、隐白，就这三个地方就行了。如果从后背灸，就灸脾胃俞、八髎，所以灸法当中，它的功效真的是非常棒。那么小孩，比如说刚出生的小孩，身上起了湿疹的，也是脾经的问题，松树的针，松针，松针干什么用，松针那么长，洗干净之后，剪一节一节的煮水给小孩洗澡，如果有条件的话，你们煮一次松针水，给自己洗个澡看看有什么感受，松针的水，如果煮出来的话，那种香气是沁人心脾的，很香很香的，闻着非常舒服。

痛风是肝的问题，一定要知道痛风和肝的问题，调肝，见肝知脾，如果是大脚趾头疼痛的，尺泽加鱼际。有些人大脚趾那块红肿、疼痛的，按鱼际穴和尺泽穴马上就可以止痛，止痛之后顺着脾经，大趾头疼痛后面是公孙穴，从公孙穴开始到阴陵泉找痛点，其实天天按黄金线，痛风也会好的，如果艾灸，就灸肝俞、胆俞、脾俞、胃俞、八髎，让热气到脚，但是疼痛止住了并不代表他的内脏功能恢复了，所以经常按按黄金线，刮刮自己的腋窝，让它的肝邪有地方可去。

白癜风按什么穴呢，白癜风跟肝有关，一定要注意，包括牛皮癣也是跟肝脾有关。我原来调过一个，一点自信都没有，为什么，他又复发了，为什么复发了，吃海鲜复发的，不能吃海鲜。哪几个穴呢，劳宫、风市，就是胆经，手伸下来中指尖落的地方就是风市，在这个部位找痛点，风市穴，加个阴陵泉、隐白四个穴。也可以做艾灸，灸肝俞、胆俞、脾俞、胃俞、八髎，那么血液打通更快，如果就一小块，可以拿艾条在患处悬灸，那也挺快的。

身上长红痣、皮下长脂肪瘤，要知道是肝的问题，调肝胆就能把它调好。如果不知道原因就去割，把全身的皮肤割完了都没有用。调肝怎么调，前面已经说了，如果只有一部分脂肪瘤，那么在小脂肪瘤的四周，找痛点给疏通开就可以了，然后再调调肝就行了。

精神系统疾病包括抑郁症、自闭症、癫痫，还有其他的精神毛病、狂躁症等。只要是精神系统的疾病要知道是肝的原因就行了，大脑出问题怎么治，耳后高骨下大筋，用这个方法调非常有效的。耳后高骨下大筋促进大脑供血，而且跟胆经相通，调肝就是调胆，把这一块揉通了胆经就通了，大脑供血就上去了，这是第一个要点。第二个要点是大脚趾腹下面的痛点要揉开，脚后跟痛点揉开，然后加上调肝经的，腋窝可以抓，日月、期门也可以拍，黄金线也可以按压，还有肋骨下面有一个章门穴，你们再百度一下，看章门穴在什么位置，这个地方有根肋骨，单独一根肋骨，肋骨的尖顶部就是章门，手轻轻按上去有一种胀胀的感觉，那就是章门穴，章门穴是五脏之会，调五脏之气，也是调脾的，脾的募穴。那灸肚脐也可以的，精神系统疾病，就这么调就行了。

类风湿还有风湿，风湿好治，身上有寒气用灸很快，类风湿稍微麻烦一点，用灸可以把它灸好。类风湿就是风湿因子，用灸就可以把风湿因子去掉，我做过的，一检查类风湿因子没了，血沉没了，说明这个类风湿就好了。西医最喜欢说指标，看指标，一检查这指标都没了。有风湿的，可以按类风湿同样治法，灸大椎、八髎、肝俞、胆俞、脾俞、胃俞，三孔灸盒放到后背去艾灸。按揉穴位是相对应的，如果患者腿脚不利索，加个按尺泽和腰腿点就可以了；如果这个人肌肉比较紧张，好多类风湿，肌肉很紧张，有点变形了，身上肌肉比较僵硬，实际上是筋僵硬了，拨一个公孙穴，公孙穴一拨，他的筋就会松开了；老年人晚上腿抽筋的，公孙穴一拨，当天晚上就可以不抽了，有些人肌张力特别高，特别是那些大脑有问题，抽筋的人或者是脑瘫的人，手脚动个不停，他的邪在哪儿啊，脑瘫儿其实毛病在哪儿呢，在肝上、肝胆的原因，把肝胆调好就好了，跟我们治精神系统疾病是一样的。

干燥症，跟肺有关，干燥症的人你摸他的手或者握他的手特别干，到了冬天的时候，小腿外侧就像老松树皮一样，这样的人是先天肺气不能够宣化，肺气比较弱，调大肠经孔最穴，可以压孔最、按黄金线、灸肚脐，肚脐是调脾的，肺的问题调脾，脾和肺是同名经，同气相求。只要灸肚脐，按黄金线，按孔最穴就可以了。

到了冬天很多人老年人身上干痒，全身皮肤干痒，一抓就会流血，这是肝的问题。咱们调脾，见肝知脾，按黄金线，灸肚脐，按孔最就可以了。

手脚出汗、身上盗汗比较多的，少海穴、阴郄穴、阴陵泉、隐白这四个穴就可以了。

头发跟肾有关，少白头是肾气不足，经常敲脚后跟，拨太溪，再按耳后高骨下的大筋就行了，但它的治疗，是一个很长的过程，要有一个时间准备，如果只灸肚脐或者压肚脐也可以好，但时间比较长，因为肾气虚弱了，想把它补回来，不是一下儿就补回来的，需要一个长期的过程。

斑秃分部位，后面的斑秃就调肾脏，补肾脏，拨太溪；跟情绪有很大关系的就抓腋窝，调肝。

糖尿病分三种情况，它的结果即所谓的并发症，也有三种情况，第一种情况到最后眼睛看不见；第二种情况脚开始肿、烂；第三种情况是肾衰竭。我们来看这三种情况是什么原因：眼睛是归肝管，肉是归脾管，肾当然是肾管，糖尿病所谓的并发症就是肝脾肾，我们压小腿内侧的黄金线，调的是肝脾肾，不管什么样的糖尿病，都要压黄金线。我们经常做这个动作：压屁股，屁股上有很多痛点，拿按摩棒在上面推，八髎穴是呈八字形的下来，八字形的骨头边缘有很多痛点，原始点用肘尖按它，很痛的，我们用圆头的按摩棒轻轻地刮它就不痛了，把这些痛点弄开，加个黄金线就治糖尿病。还有个内关穴上下这个部位，如果有糖尿病的刮它是有结节的，这个部位也是治糖尿病的；肘内侧正中间，去找痛点上下刮推，这个也是治糖尿病的，手的内侧是厥阴心包经，厥阴心包经和肝经是同名经，同气相求；屁股这一块肉最多，脾主肌肉，跟脾脏有关，糖尿病的人能吃，胃口特别好，脾脏出问题了，所以这一点会痛，以肉治肉，压屁股这块肉就可以调脾脏，糖尿病就这么治，我们群里面有很多分享治糖尿病的病例，效果都很好。

有脚气，恩师的书上有治疗方法，就是手指丫，哪个脚趾丫就压哪个手指丫，一个星期就可以了，这是上病下治，下病上治，上下是对应的，哪个脚趾丫有脚气就按哪个手指丫，就能治好。但是我建议你别治，如果不是特别痛苦的你别治，有脚气的人，就是因为没有接地气，没接上地气，它没地方走，我们小时候在农村，打赤脚在地上走一走，你要真有脚气，搞一盆砂子，晒热了，打着赤脚在沙子上走几次就好了，接上地气就好了。

胆结石就压手四五指指缝，胆结石发作，肾结石发作疼痛的，压四五指指缝加尺泽穴，压腰腿点，一会儿它就不疼了。肾结石、胆结石、包括膀胱结石疼痛的，一定是受凉了以后才疼痛的，很多人体检在医院一拍片，肾上面长个石头，很疼痛，肯定是受凉了，一收缩压力大就痛，所以给它一股热量，灸大椎、八髎，热血一过来就不痛了，你要想它好那就四五指指缝天天压，慢慢压，它就会好。长这么大石头，不是一天两天长出来的，它长多少就得按多少天，坚持按就能去掉，不可能按一次，石头就梆当下来了。

哮喘这个毛病，中医有治咳不治喘之说，但我治哮喘好几例，效果都挺好。我用的方法是治咳嗽的那几组穴位，按压或者贴膏药，做艾灸比较快，灸心俞、肺俞、八髎，灸八髎补的是肾，哮喘是因为肾不纳气，那个气老往外走，要补肾加个拨太溪。

围绝经期综合征，潮热的就灸肚脐，气血不足，再加按黄金线，经常按黄金线就不会有围绝经期，或者再拍个膻中穴，拍膻中、按黄金线就不会有围绝经期。

🌀 后记

书中内容为几年前所讲，现在看来，不满之处多矣。然，时间精力有限，又不太懂电脑等，一直未再次整理，在此向大家致歉。因自己都觉得不甚满意，故一直没有出版计划，只放在群文件供大家参考。部分网友及学员使用下来，觉有临床价值，希望能结集出版，以方便学习。盛情难却，方有此书。

原讲稿为图文版，有文字，有配图，因部分图片来源于网络，版权问题，无法用于本书，故不得不忍痛去除。因此，或多或少是对学习有影响的，再次致歉。微信平台"重正堂"发布的有之前的授课视频，并附有字幕，有完整配图版的讲稿，大家有兴趣可以关注学习。

本书在整理编辑时，得韩帅帅、王浩、赵晓华、杨艳、张文、广东雕琢时光网友等老师们的大力支持和付出；得诸网友及学员们的案例分享及厚爱，在此深表感谢。

特别感谢恩师周尔晋先生的谆谆教诲，愿更多有缘人了解恩师其人其事其德其术。

特别感谢恩师继承人周淳老师的支持，愿恩师之德艺，在周淳老师的继承和发扬下，让更多的有缘人受益。

图书在版编目（CIP）数据

感悟人体×形平衡法 / 宣宾著. — 长沙 ： 湖南科学技术出版社，2020.6
（2025.4重印）
ISBN 978-7-5710-0323-4

Ⅰ．①感… Ⅱ．①宣… Ⅲ．①保健－按摩疗法(中医) Ⅳ．①R161②R244.1

中国版本图书馆 CIP 数据核字(2019)第 208002 号

GANWU RENTI X XING PINGHENGFA

感悟人体 X 形平衡法

著　　者：宣　宾
出 版 人：潘晓山
责任编辑：王　李

出版发行：湖南科学技术出版社

社　　址：长沙市芙蓉中路一段 416 号泊富国际金融中心
网　　址：http://www.hnstp.com
邮购联系：0731 － 84375808
印　　刷：湖南省汇昌印务有限公司
　　　　　（印装质量问题请直接与本厂联系）
厂　　址：长沙市望城区丁字湾街道兴城社区
邮　　编：410299
版　　次：2020 年 6 月第 1 版
印　　次：2025 年 4 月第 9 次印刷
开　　本：710mm×1000mm　1/16
印　　张：13.75
字　　数：210 千字
书　　号：ISBN 978-7-5710-0323-4
定　　价：69.00 元